血脂异常的中医辨析

周 峻 俞 梧 编著

全国百佳图书出版单位
中国中医药出版社
·北 京·

图书在版编目（CIP）数据

血脂异常的中医辨析／周峻，俞桔编著 . —北京：
中国中医药出版社，2023.7
ISBN 978 - 7 - 5132 - 8192 - 8

Ⅰ . ①血… Ⅱ . ①周… ②俞… Ⅲ . ①高血脂病‑中
医治疗法 Ⅳ . ①R259. 892

中国国家版本馆 CIP 数据核字（2023）第 098470 号

中国中医药出版社出版

北京经济技术开发区科创十三街 31 号院二区 8 号楼
邮政编码 100176
传真 010 - 64405721
河北省武强县画业有限责任公司印刷
各地新华书店经销

开本 880 × 1230 1/32 印张 5. 25 字数 87 千字
2023 年 7 月第 1 版 2023 年 7 月第 1 次印刷
书号 ISBN 978 - 7 - 5132 - 8192 - 8

定价 48. 00 元
网址 www. cptcm. com

服 务 热 线 010 - 64405510
购 书 热 线 010 - 89535836
维 权 打 假 010 - 64405753

微信服务号 zgzyycbs
微商城网址 https：//kdt. im/LIdUGr
官 方 微 博 http：//e. weibo. com/cptcm
天猫旗舰店网址 https：//zgzyycbs. tmall. com

李　序

　　《血脂异常的中医辨析》一书由周峻等编著，让我写序，故欣然执笔。

　　周峻是我的学生，2009年于黑龙江中医药大学硕士研究生毕业。他为人勤勉肯学，孜孜不倦，求真务实，才思敏捷，中医基础理论扎实，临诊辨证熟练，科研能力较强，经常做实验至深夜，确实是一个品学兼优、初露麟角的可造之才。理应攻博，但因某种原因未遂心愿，实为憾事。后赴江浙从医，由于工作努力，不断进步，被提拔为年青的科主任、学科带头人，并任政协委员。

　　《血脂异常的中医辨析》是他花数载之功所写。血脂及相关疾病是临床常见病、多发病，且有发病越来越多之趋势，影响了人的生活质量和身体健康。他对此病深入探讨和研究，本着博采众长的原则，遵照"继承而不泥古，发扬而不离宗"的精神，发皇古义，融汇新知，著成此书。全书分上下两篇，上篇脂证论，下篇脂证中医辨证新论点。书中论述了血脂的特点、病因病机、辨证分型，阐述了血脂与痰、湿、瘀的关系及区别，提出了调脂七大方剂和通、透、顺、行法论治动脉粥样硬化，疏、行、清、开法论治脂肪肝等疾病。本书内容新颖，有创新，有特点，有思路，值得一读，可供中医临床工作者参考。

《论语·里仁》曰："讷于言而敏于行。"余以为是。是故"弟子不必不如师"。余之衣钵，传人于斯，是乎其人。

国家级名中医、黑龙江中医药大学博士研究生导师

李 延

2022 年 10 月

韩　序

　　中医药是中华民族的瑰宝，保护、挖掘、传承、创新是使其长盛不衰和发展壮大的根本。我很高兴，我的学生能够以传承和发扬中医药事业为己任，将自己临证多年来的感悟形成文字记录并汇编成册，实属难能。

　　血脂相关性疾病作为近几十年随着生活水平提高逐渐出现的一类疾病，古籍中少有涉及，现代医家的研究亦缺少专论。本书创新性地提出了"脂证"的概念，阐述了血脂的中医学特点、脂证的病因病机、脂证的治则治法，并创调脂七方。创想大胆又不失严谨，对中医学在血脂的深入研究和发展方面具有重要意义。

　　《论语》有言："学而不思则罔，思而不学则殆。"在学习的过程中，学和思不能偏废。此书正是学与思的很好结合。本书即将付梓之际，其邀我作序，欣然应允！

黑龙江中医药大学教授　韩延华

庚子年于哈尔滨

编者的话

习近平总书记曾在 2016 年 8 月全国卫生与健康大会上指出，要把发挥中医中药对慢性病的优势以及"治未病"的优势作为中医的发展战略实施。随着生活水平的提高，广大群众对中医养生特别重视，特别是生活质量改善后患有高血脂及相关疾病的人越来越多。虽然临床有需求，但目前可检索的相关文献，对血脂的中医学分析相对较少，没有系统的深入分析，对临床辨证、施治各有所见；并且缺乏系统性、总结性的中医著作，专门论述中医血脂的书籍尚未面世。为填补血脂异常中医辨证治疗的空白，我们编写了此书。本书比较全面地分析了血脂的中医学特点，论述了"脂证"的辨证施治，创立了七个调脂方剂，希望对中医论治血脂异常研究有一定帮助。

本书分上下两篇，上篇脂证论，共八章，主要论述血脂的中医学特点、"脂证"的中医辨证治疗、相关方剂及西医进展等。下篇为脂证中医辨证新论点，主要论述中医对血脂的一些新观点、新思路。本书内容新颖，实用性强，可供中医临床医师参考，对从事中医血脂研究的学者可提供思路上的借鉴，也可作为中医专业本科生、研究生学习之书，对于广大中医爱好者也有一定的阅读价值。

由于学识所限，书中不足之处敬请读者提出宝贵意见，以便再版时修订提高，以完善脂证的中医治疗方案。

编著者

2023 年 2 月

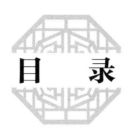

目　录

上篇　脂证论

下篇　脂证中医辨证新论点

上篇

脂证论

第一章　血脂疾病与中医学发展

　　血脂异常相关性疾病，是近几十年因生活方式改变而逐渐出现的一种疾病，以往的中医古籍对其论述不多，相关的中医研究也是近几十年才出现的。

　　我们知道，人类疾病谱的变化是随着时代的发展而不断变化的。几十年前，普通中国人的生活能吃饱就不错了，现在不仅吃得饱，而且营养过剩的问题困扰着百姓。"三高"（高血压、高血糖、高血脂）就是现在最流行的"富贵病"。这些疾病指标异常，都容易加快动脉粥样硬化，增加心脑血管疾病的风险，所以在我国，死亡率排在前几位的不是脑卒中就是心肌梗死。在古代，只有王公贵族才能锦衣玉食，所以除了像乾隆这样极个别的人寿命较长外，绝大多数皇帝虽然每天山珍海味，吃各种补品，但寿命都很短，反而民间出现了不少长寿之人。可以说，吃得好，补得多，不一定活得长。

　　医学是随着疾病谱的变化而不断发展的。古代由于没有抗生素，死亡率最高的疾病是感染，所以张仲景所处的汉朝，《伤寒论》就反映出当时的疾病谱。如果说武圣关羽是一部《春秋》打天下，那么在治病救人方面，则是医圣仲景一部《伤寒》治天下。随着时代的发展和疾病谱的变化，几百年后出现了很多新的疾病，《伤寒论》里的药方治不了了，唐朝孙思邈便著了《备急千金要方》，拓展了伤寒病的治疗方法和方药。到了金元时期人们发现，很多由于人体脏器异常导致的疾病，有的方剂不是很管用了，于是便出现了金元四大家，补土、泻火、补肾、滋阴。除了外感疾病，内伤疾病也逐渐有了系统的理论指导和治疗方法。到了明清时期，温病作为一种新型外感疾病，用原来的方法和理论，治疗往往显效不佳，于是出现了温病学派，以吴鞠通、叶天士等人提出的辛凉解表等新的辨证理论和方药使中医理论又前进了一步。王清任的"血瘀论"使活血化瘀的辨证施治成为一门重要的中医学科。抱守古法，固然能使某些疾病通过古方治疗而获效，但医学是一门科学，不可能循古不变。"崇古而不泥古、传承不忘创新"，新理论的研究必然随着技术的进步和疾病谱的变化而发展，否则停滞不前，只能被其他医学替代。

目前，"三高"问题，特别是血脂疾病是困扰我们健康的主要问题之一，由于以往没有先进的仪器能检测血脂异常，对这些疾病也只是雾里看花，虽有书籍提及，但都没有深入探讨，相关理论的创新极度缺乏，只是遵循前人的辨证方式，如脏腑辨证，痰湿、血瘀辨证，虽偶有疗效，但可重复性差，不能广泛适用血脂异常疾病，究其原因，就是缺乏一套行之有效的新理论指导。只有创新，才能使中医不断充满活力，不断适应时代的发展，才能不被其他医学所替代。这也是我辈中医人必须完成的使命。

第二章　血脂的特点

第一节　概　述

　　血脂是西医学的名词，中医学并无血脂这个概念，古代医学文献中亦无"血脂异常"或"高脂血症"的病名，但是对人体脂、膏的认识，古代医家早已述及。《黄帝内经》中已有关于脂的论述，认为"脂"是一种充盈身体的正常营养物质，就其形态而言，为一种柔润软陷的形态。从形体上说"膏类人"即"纵腹垂腴"之肥胖人。如《灵枢·五癃津液别》云："五谷之津液，和合而为膏者，内渗于骨空，补益脑髓，而下流于阴股。"《类经》云："膏，脂膏也。津液和合而为膏，以填补于骨空之中，则为脑为髓，为精为血。"《素问·生气通天论》曰："膏粱之变，足生大疔。"《医学心悟》对此更具体地指出，"三曰湿中。湿中者，即痰中也。凡人嗜食肥甘，或醇酒乳酪，则湿从内受。或山岚瘴气久雨阴晦，或远行涉水，坐卧湿地，则湿从外受。湿生痰，痰生热，热生风，故卒然昏倒无知也"，形象地说明气血痰液代谢失调，导致痰瘀胶结于血脉之中，津血稠厚，不易流通，而使人体分清泌浊功能发生障碍，产生壅滞之患，其与现代高脂血症的概念部分吻合。

中医学认为，血中脂质异常与脏腑功能失常、气血津液代谢障碍有关，由于种种原因，目前有关血脂及相关疾病的中医论述医理医论并不多，尚缺乏深入的研究和详实的论证，还需进一步探讨，以发扬中医治疗本病的特色。

现在流行病学前瞻性研究已经证实血脂异常是缺血性心脑血管病发病的独立危险因素，血脂异常作为脂质代谢障碍的表现，对人体的损伤主要在血管系统，可导致动脉粥样硬化性疾病，如冠心病及缺血性脑血管病等。因此，有必要通过探讨血脂的中医学特点及其与湿邪、痰、瘀的区别，深入了解其致病的病因病机，以指导临床治疗。

第二节　血脂的中医学特点

血脂为血液中甘油三酯、胆固醇及类脂如磷脂的总称，中医学谓之"脂膏"，在《黄帝内经》已有记载。如《灵枢·五癃津液别》云："五谷之津液，和合而为膏者，内渗于骨空，补益脑髓，而下流于阴股。"《辞源》曰："脂者，凝者曰脂，释者为膏。"《礼记·内则》曰："脂，膏以膏之。"《类经》云："膏，脂膏也。津液和合而为膏，以填补于骨空之中，则为脑为髓，为精为血。"

一、血脂的来源

《灵枢·五癃津液别》曰"五谷之津液，和合而为膏者"，说明血脂的来源是由饮食中水谷之精微所化生。《素问·阴阳应象大论》曰："饮食入胃，游溢精气，上输于脾，脾气散精，上归于肺，通调水道，下输膀胱，水津四布，五经并行。"《灵枢·营卫生会》曰："中焦亦并胃中，出上焦之后，此所受气者，泌糟粕，蒸津液，化其精微，上注于肺脉，乃化而为血，以奉生身。"说明血脂由饮食入脾胃、肠道，经中焦脾胃的化生及肠道的分清泌浊，其精华部分输注于血脉而产生。血脂为人体营血的重要组成部分，来源于水谷精微。血中的脂质也属于精微范畴，是构成人体和维持人体生命活动的基本物质之一，为人体新陈代谢所必需。血脂处于不断化生、转运、转化和代谢的动态平衡状态，其平衡的维持，有赖于气血、脏腑功能的正常。当气血、脏腑功能正常时，食入的各种营养物质，经过胃的受纳、脾的运化、肝的疏泄和肾脏升清降浊等作用，其中的精微部分被人体化生利用，在心气的推动和肺的输布下伴随气血濡养全身，糟粕转化后经下焦排出体外，所以健康人即使进食较多的油脂性食物，也可通过气血调节、脏腑功能转化或排出体外，而不会黏滞于血脉及存留体内化生疾病，血中脂质会保持在正常范围。

二、血脂运行的部位

《灵枢·营卫生会》指出，"独得行于经隧"，即血脂循行于血脉之中，随血液流动，敷布周身，参与营养和代谢。《素问·脉要精微论》云："夫脉者，血之府也。"《灵枢·决气》指出："壅遏营气，令无所避，是谓脉。"血脂为人体营血的重要组成部分，随血液在脉道内流动，输布周身，参与机体活动、代谢等，故血脂运行于血脉，其病变也与血脉密切相关。

二、血脂的属性

《素问·阴阳应象大论》曰："水为阴……阴静阳躁，阳生阴长，阳化气，阴成形。"血脂为人体营血的重要组成部分，属于液态，作为人身体的组成部分与营养成分，对人体具有凝聚、滋润作用，能转变成固态形式的"膏脂"，与西医中的血脂与脂肪相互转化的概念相对应。

综上分析，从阴阳属性来看，血脂属阴，性质偏重浊、黏腻，易于沉降于脉络之中而阻塞血脉。这一属性特点及其运行部位，决定了血脂一旦出现异常，则可侵袭脉道，易黏附于血脉而出现各种病变，与现代研究发现的脂质代谢障碍易导致动脉粥样硬化性疾病的结果相一致。

需要注意的是，血脂虽然属阴，但正常血脂也是阴中有阳，并非纯阴之物。万物均有阴阳，所谓"孤阴不生，独阳不长"，如《素问·金匮真言论》所言："阴中有阳，阳中有阴。"血脂需要保持在动态平衡的正常状态，其阴中之阳的属性必然存在。现代研究也发现，血脂的组成部分——高密度脂蛋白胆固醇，具有清除低密度脂蛋白胆固醇、降低甘油三酯的作用，如其含量减低，则高血脂及动脉硬化风险将极大升高，其特点类似于阴中之阳，这也从侧面证实了血脂存在"阴中有阳"的论点。

四、血脂的归类

《灵枢·营卫生会》曰："化其精微，上注于肺脉，乃化而为血，以奉生身，莫贵于此，故独得行于经隧，命曰营气。"故血脂属于营血的组成部分，归类于营血，但因"津血同源"，部分特点也类似于津液。

五、血脂的功能

1. 滋润濡养

血脂循经脉运行全身，内而滋养五脏六腑，外而灌溉筋骨皮毛，为人体的生理活动提供营养物资。《灵枢·邪客》曰："营气者……以荣四末，内注五脏六腑。"血脂是由多种成分组成的液态物质，散布于机体表面、皮里膜外，可滋养、转化为脂肪组织，外可滋养皮肤，保持皮肤润泽光滑；内可渗于骨中，化生骨髓，滋养骨骼。

2. 化生血液

《灵枢·营卫生会》曰："上注于肺脉乃化而为血。"《灵枢·邪客》亦曰："营气者，泌其津液，注之于脉，化以为血。"

3. 化生为气

《灵枢·痈疽》曰："人受气于谷，谷入于胃，以传于肺，五脏六腑，皆以受气。"血脂化气，推动人体正常生命活动。现代研究证实，血脂可转化分解为糖类、乳酸等，产生能量帮助人体活动。

4. 调节阴阳

《灵枢·五癃津液别》曰："水谷入于口，输于肠胃，其液别为五：天寒衣薄，则为溺与气；天热衣厚则为汗；悲哀气并则为泣；中热胃缓则为唾；邪气内逆，则气为之闭塞而不行，不行则为水胀。"

5. 化生为髓

《灵枢·五癃津液别》云："五谷之津液，和合而为膏者，内渗于骨空，补益脑髓……"血脂可渗透于骨骼中化为骨髓，也能化生为脑髓、脊髓。现代研究发现，骨髓、脑髓主要由脂肪细胞成分中的磷脂等组成。

六、血脂与气血的关系

血脂存在于血液之中，而血液之运行又有赖于气的推动。因此，血脂的正常与否与气血的状态密切相关。"气为血帅"，气行则血行。气具有推动血液与津液运行及输布的作用。气虚推动乏力，则血行不畅，津液不布，日久而成痰、瘀阻滞之证，形成血脂异常。气血调和，"通则不痛"，气血亏虚，则"气虚则血瘀""血虚则血瘀"。百病生于气也，正如王清任《医林改错》所说："元气既虚，必不能达于血管，血管无气，必停留为瘀。"可见，元气虚衰，气血运行无力，血行不畅，出现血脂异常与气血瘀滞有关。故《素问·调经论》曰："血气不和，百病乃变化而生。"

七、血脂的运行与代谢

血脂正常的生理活动有赖于脾之运化，心气的推动，肺之宣发敷布，肝之疏泄，肾之气化及三焦通行。

《素问·灵兰秘典论》指出："心者，君主之官，神明出焉……主不明则十二官危矣，使道闭塞而不通，形乃大伤。"血脂运行于血脉之中，有赖于心气的推动。《素问·太阴阳明论》说："脾主为胃行其津液。"脾运化水谷精微，又有灌溉四旁之功能，故血脂需通过脾的运化，使其输布全身。肺主行水，通调水道，为水之上源，肺接受从脾胃转输来的血脂精微后，一方面通过宣发作用将其输布至人体上部和体表，另一方面，通过宣发肃降将血脂精微成分输布至人体三焦、肾、膀胱等。《素问·逆调论》曰："肾者水脏，主津液。"肾中精气气化蒸腾有利于血脂的输布，在肾的气化作用下，清者蒸腾，经三焦上输于肺而布散全身，浊者化为尿液注入膀胱。肝主疏泄，气机调畅，三焦气治，气行则血行，防止血脂瘀滞。三焦通行人体气机，总司气化，且为水液的升降出入通道，《素问·灵兰秘典论》说"三焦者，决渎之官，水道出焉"，说明血脂的运行及代谢均与三焦的决渎密切相关。

综上所述，在中医理论中，血脂的概念可总结如下：血脂亦称"脂膏"，是人体营血的组成成分，由水谷所化生，运行于血脉之中，并随气血津液敷布周身，参与人体的营养和代谢。血脂属阴，归类为营血，在机体内处于不断化生、转运、代谢的动态平衡状态，正常血脂的特性为浊而不降、黏而不滞。其正常运行于脉道，有赖气血调和、脏腑功能正常；而血脂的异常多由于其生成、运行、代谢中的一个或几个环节出现异常所导致。

第三节　血脂与湿、痰、瘀的区别

一、血脂与湿邪特点属性的区别

湿邪，是指具有重浊、黏滞、趋下特性的病邪。湿邪的特点：①湿性重浊。②湿为阴邪，易阻遏气机，损伤阳气。③湿性黏滞。④湿性趋下。《素问·太阴阳明论》说："伤于湿者，下先受之。"血脂也属阴，具有重浊易沉降于血脉之中、性质黏腻的特点，与湿邪相似。其不同处有两点：其一，湿邪乃病邪，属六淫之一，而血脂，如果正常则属于人体内的精微物质，是人体正常组织成分；其二，正常范围的血脂处于动态平衡状态，即浊而不降、黏而不滞。如果因气血、阴阳、脏腑失调等原因使血脂处于异常时，其动态平衡被打破，无法转化或排出体外，则其易沉降、黏腻的特性增强，变得稠浊、瘀滞，可导致附着于血脉之上，出现动脉粥样硬化等疾病。

二、血脂与痰、瘀特点属性的区别

1. 血脂与痰特点属性的区别

痰为津液所化生，是机体水液代谢障碍所形成的病理产物，性质较稠浊，痰的特点为阻滞经络、阻滞气机、影响水液代谢、蒙闭清窍、病情缠绵等。血脂也可由津液转化，性质较稠，此两点与痰的特点类似。如果血脂出现异常，附着于血脉之上，日久不去，聚而生痰，则也可出现气机、经络阻滞（如动脉硬化）、蒙闭清窍（如缺血性脑血管病）、病情缠绵等，即出现日久生痰。

2. 血脂与瘀特点属性的区别

瘀，亦称瘀血，指体内局部血液停滞，包括离经之血积存体内，或血行不畅，阻滞于经脉及脏腑。瘀血既是疾病过程中所形成的病理产物，又是某些疾病的致病因素。瘀血的致病特点表现为疼痛、肿块、出血，可见肌肤、唇甲青紫，舌紫暗或有瘀点、瘀斑，或舌下静脉曲张。血脂异常日久，附着阻塞血脉后，脉道不通，也可出现疼痛（如冠心病心绞痛）、肿块或瘀斑（如动脉粥样硬化合并斑块形成）、血瘀舌脉征象等，即出现日久化瘀。

由上可以看出，血脂与痰、瘀的不同在于痰、瘀属于病理产物，血脂属于精微物质，而非病理产物。只有气血、脏腑功能失调，血脂出现异常，附着于血脉之上，日久不去，聚而生痰、化瘀，脉道阻滞，影响血液、气机、水液的通畅及代谢，才会出现相应的痰湿、血瘀表现。由此可见，痰、瘀为血脂异常的病理产物之一，但血脂异常不一定都会有痰湿、血瘀表现，只有血脂异常出现时间较长且附着血脉之上时才会出现相关症状表现。

第四节　血脂特点小结

血脂的性质特点虽然部分与湿邪、痰、瘀类似，但并不是病邪，而是人体正常的组成部分。血脂的平衡有利于维持人体生命活动，故不能将血脂看作人体的有害物质而一味地降低或减少。虽然很多现代药理研究发现了多味中药有降脂作用，但使用时不可将所有降脂中药堆积使用，这样不仅可能没有效果，甚至会适得其反。因为单纯追求降脂治疗是不适宜且有伤人体的。西医学研究也发现，血脂成分之一的高密度脂蛋白胆固醇有清除甘油三酯和低密度脂蛋白胆固醇的作用，一味地降低高密度脂蛋白胆固醇水平是不利于人体健康的，《中国成人血脂异常防治指南》也将治疗方式由降脂改为调脂，这也从现代循证医学角度证实了本论点。另外，血脂异常不应一概地看作是痰湿、血瘀，特别是在疾病初期，如立即予以化痰祛湿或活血化瘀，有可能导致治疗过度而伤及正气，影响气血、脏腑的正常功能。此时需要辨证论治，在调节饮食、劳逸适度的基础上，通过四诊合参、辨证论治，相应地调理气血和脏腑功能，气虚予益气、血热予清热、脾虚予健脾、肝郁予疏泄、肾虚予补肾等，通过恢复血脂的生成、运行、代谢功能使其正常，往往也能收到较好的效果。如果血脂异常较严重、时间较长，且已化生痰湿、血瘀病证表现时，再对应予以化痰祛湿、活血化瘀治疗，就不会出现矫枉过正，临床效果更好。

第三章 脂 证

血脂是人体的基本成分，是人体的基本物质之一。由水谷之精微所化生，并随津液敷布周身，参与营养和代谢，其正常生理有赖于脾之运化，肺之宣发敷布，肝之疏泄，肾之气化及心气的推动。若五脏调和，气血生化有源，津液敷布顺畅，则百病不生：若脏腑功能失调，气血运行不畅，津液不化，则生痰瘀，侵淫脉道，以致气滞血瘀，痹阻脉络，便导致血脂异常及相关疾病的发生。可见，血脂异常是一种独立的疾病，有其独特的致病因素及致病特点，血脂异常及相关疾病可概称为脂证。

第一节 概 述

一、脂证的概念

《黄帝内经》中早有脂证的相关论述，脂证在《黄帝内经》里称"膏粱"之疾。《素问·通评虚实论》说："仆击、偏枯、痿厥、气满发逆，甘肥贵人，则膏粱之疾也。"膏粱之疾，就是血脂异常相关疾病，即脂证。《黄帝内经》已经认识到"膏粱之疾"可以出现晕厥、偏瘫、痿证、胸闷气逆、肥胖等，与西医学认为的血脂异常容易诱发缺血性脑血管病、冠心病、肥胖及代谢综合征等疾病的观点完全吻合。

脂证是因气血、脏腑功能失调，导致血脂在体内产生、运行、代谢出现异常而出现的一系列疾病的总称，包括西医学的高脂血症、动脉粥样硬化、脂肪肝、脂溢性皮炎、脂溢性脱发、代谢综合征、多囊卵巢综合征等。

脂证有狭义和广义之分。狭义的脂证为血脂异常类疾病，主要是高脂血症，包括高胆固醇血症、高甘油三酯血症、低脂蛋白症、低密度脂蛋白胆固醇偏高和（或）高密度脂蛋白胆固醇偏低症等。广义的脂证除了包括高脂血症外，还包括与血脂相关性较高的疾病，如西医学的动脉粥样硬化、冠心病、缺血性脑血管病、脂肪肝、脂溢性皮炎、痤疮、脂溢性脱发、代谢综合征、多囊卵巢综合征等。可以说，只要与脂代谢相关的疾病均可列入广义脂证范畴。

二、脂证概念的提出

中医讲究博古求今，而不能泥古不化。古代无血液化验等检查，血脂异常亦无单独论著提及和研究。随着时代及科技的发展，中医理论、中医疾病的诊断、治则也是在不断丰富和发展。如同明清时期出现的"温病"理论一样，在之前也有类似疾病出现，但认识不足，采用故有的方剂治疗则效果欠佳。随着众多温病理论的提出和完备，以及温病经典方剂的出现，中医理论及治疗达到了一个新的高度。血脂异常是目前医学界不可回避的常见疾病，很多患者就医时仅有化验单提示血脂增高，但却没有明显的临床症状及不适，甚至往往出现无证可辨的情况。虽然近年来有关血脂方面的中医文献较多，但对血脂异常的论述多归为痰湿、血瘀、脂浊等，未认为它是一种全新的疾病。认识上的不足，导致治疗存在一些局限，中医用药也往往缺乏明确的中医理论指导。有的医生将一些西医药理研究有降血脂作用的中药堆积使用；有的在难以辨证的时候就简单地予以化湿祛痰、活血化瘀等药物，故而临床疗效不佳；也有的人是在辨证论治的基础上治疗，虽然也取得了一定疗效，但缺乏理论支持，由于患者的个体情况不同，导致治疗方法不易推广及承认。中医治疗向来讲究理、法、方、药，四者相辅相成，缺一不可，有理、有法可依，才能体现中医辨证论治的优势，治疗起来才能有理有据，才能得心应手、药到病除。

所以，将血脂异常作为一个单独病证并加以研究是很有必要的，对中医学发展、中医临床治疗体系与西医微观检验相结合、提高中医治疗血脂异常的效果是有益处的。

三、脂证提出的依据

我们知道，血脂异常是有别于湿邪、痰瘀的病理改变，是一种独立的疾病，有独立的致病因素。血脂发生异常时，由于其沉浊、黏腻的特性增强，故而易化湿、化痰、化瘀，但绝非痰湿、血瘀。对于血脂异常，目前病名称谓不统一，这不利于疾病的诊治和研究。有人称其为"脂浊""膏脂病""膏冲病"等，虽有一定道理，但一是概念涵盖范围较窄，二是部分病名拗口、代表性不强。另外，部分古代常用词如"膏"已发生词义变化，不易推广及记忆，故称"脂证"或"脂病"较为合理。其原因如下。

1. 概述全面

血脂的成分较多，太过（高甘油三酯、高胆固醇等）与不及（如高密度脂蛋白胆固醇偏低也是疾病）均可为病，且血脂异常可以引起动脉粥样硬化、脂肪肝、脂溢性皮炎等多种疾病，无论什么疾病都离不开"脂"字。"证"是机体发病过程中某一阶段病机本质的概括。脂证的称谓明确了本类疾病的病机为血脂异常所致，故称为

"脂证"概念相对宽泛，且简单易记。

2. 依据古称

脂的概念，很早已有文献提出。《礼记·内则》曰："脂，膏以膏之。"《类经》云："膏，脂膏也。""膏"现多指固态物质，如脂肪组织，已不宜使用，故"脂证"使用较为符合古称，易于理解且不易混淆。

3. 相似病名类推

所有血液类疾病，如吐血、下血、咯血等明清以后均称为血证，血脂异常及脂代谢相关疾病称为"脂证"也较为合理，有前例可循。

第二节　脂证的病因病机

脂证之本在于气血、脏腑功能失调，其标在于血脂产生、运行、代谢中一个或多个环节出现异常。脂证的基本特点：血脂存在并运行于血脉中，由于性质黏腻，决定了血脂一旦出现异常易黏附于血脉而出现各种疾病。

一、气血、脏腑功能失调是脂证的病因

1. 气的失调

（1）气虚：气虚无力推动血行，故而出现血脂异常。

（2）气机失调：气行则血行，气滞则血瘀。血脂存在于血脉内，营血在脉络运行有赖于气的推动。气机失调，如气虚不能推动血行，血行缓慢，则血脂以其高黏度而瘀于脉道；气机升降失调，则血脂不能有效通过脏腑的气化蒸腾转化为精微输布营养全身，亦不能转化为糟粕排出体外，最终大量滞留于血脉之中，导致血脂过剩或精微成分失调，从而出现血脂异常。

2. 血的异常

血的异常指血行失畅、血瘀。血瘀滞于经络，可形成肿块，中医学称之癥瘕。

（1）血寒·《素问·调经论》云："血气者，喜温而恶寒，寒则泣不能流，温则消而去之。"寒性凝滞，寒主收引，可使气血凝结，阻滞不通。

（2）血热：外感温热、外邪入里化热，或情志郁结，五志过极，郁而化火，或长期嗜酒，可致内热壅滞而煎熬血液、耗伤阴血。血分有热，感受外邪或内伤七情，血中受热，血热煎熬营血，致营血的黏稠度进一步增加，而易于煎熬成块，导致其异常。

3. 阴阳失调

人体各脏腑、经络、组织器官、气血等功能活动是处于"阴平阳秘"的协调状态的。由于外感、内伤等各种致病因素作用于人体，正邪相争，若正不胜邪，则会出现脏腑、经络、气血等关系失调，即阴阳失调。"阳盛则阴病"，阳偏盛则耗伤阴液，阳气亢盛，可出现实热证，以热、动、躁为主要临床特点。"阴盛则阳病"，阴偏盛则损伤阳气，阴气盛而阳气未衰则可出现实寒证，以寒、静、湿为主要临床特点。阳偏衰，阳气虚弱，温煦不足，脏腑经络等组织器官的功能活动减退，血和津液运行迟缓，可表现出虚寒证；阴偏衰，可表现为机体精、血、津液等物质亏虚，滋养功能减退，出现阳气相对偏亢的虚热证。

4. 脏腑功能失调

（1）脾胃："脾为后天之本""气血生化之源"。《医宗必读》说："一有此身，必资谷气。谷气入胃，洒陈于六腑而气至，和调于五脏而血生，而人资之以为生者也，故曰后天之本在脾。"《素问·灵兰秘典论》曰："脾胃者，仓廪之官，五味出焉。"若脾失健运，则饮食得不到很好的消化，水谷精微不能很好地吸收和输布，便可瘀而化脂，出现血脂异常。

（2）肝肾：肝藏血，肾藏精，肝主疏泄，肾主闭藏，精能生血，血能化精。肾精亏虚，不能滋养肝血，则肝血不足；肝血不足，亦可引起肾精亏损。肝主疏泄，肾主闭藏，肝气疏泄正常则肾气闭藏开阖有度；肾气闭藏又可制约肝之疏泄太过，如肝的疏泄与肾的闭藏关系失调，则可出现血脂异常。另外肝肾阴阳也相互影响，肾阴滋养肝阴，肾阴抑制肝阳，如肾阴不足，肝阴亦受影响，阴虚阳亢则出现阴虚血燥，血脂易于凝结成块而沉降于血脉之上。同时，肾主气化，与血脂的代谢密切相关。肾脏气化失司，则血脂不能化为精气濡养全身，反而会堆积于体内而造成血脂异常升高。西医学发现，肾病综合征等肾脏疾病患者普遍存在高血脂情况，证实肾之气化功能失常与血脂代谢密切相关。

（3）心肺："诸血者，皆属于心""诸气者，皆属于肺"。肺气可助心行血，肺主宣发肃降，朝百脉而主治节。肺又主宗气，贯心脉而司呼吸，加强血液循环与呼吸之间的协调。肺气虚，宗气不足，推动无力，则血行迟滞，血脂易出现病变。

（4）三焦：《素问·灵兰秘典论》说："三焦者，决渎之官，水道出焉。"三焦通行人体气机，总司气化，且为水液的升降出入通道。三焦气机不畅，水液运行失调，则无法运化、敷布精微物质，代谢废物也无法排出体外。

二、饮食、生活及情志失调是血脂异常的潜在致病因素

饮食及日常活动是人体正常生命活动的组成部分，饮食不节、好逸恶动，是目前"富贵病"如西医学的高

血脂、高血糖等内分泌疾病高发的原因。

《素问·调经论》说："夫邪之生也，或生于阴，或生于阳。其生于阳者，得之风雨寒暑。其生于阴者，得之饮食居处，阴阳喜怒。"指出病邪或生于阴，或生于阳，生于阴的疾病多是由于饮食居处不当，或阴阳失调及过于喜怒等情志失调所致。

饮食不节包括过饥、过饱、嗜食肥甘油腻、嗜好饮酒等。饮食不节可损伤脾胃，影响气血运行。

过饥：《灵枢·五味》说："故谷不入半日则气衰，一日则气少矣。"指出过饥可使脾胃、气血运行无力，血脂运行过程中易于瘀滞。

过饱：亦可影响脾胃运化。《素问·痹论》说："饮食自倍，肠胃乃伤。"《素问·生气通天论》云："膏粱之变，足生大疔。"又云"味过于甘，心气喘满"，是指嗜食甘甜味等高热量、高脂肪食物，可引发血脂异常，最终导致类似于西医学的冠心病，而出现心力衰竭。酒性湿热，饮酒偏嗜，不但可损伤脾胃，内生湿热，亦可导致肝经湿热，疏泄失常，血脉受阻。西医学认为，摄食过多的高脂肪、高热量食物，过度饮酒都是引起血脂异常的主要原因。

《素问·宣明五气》说"久卧伤气""久坐伤肉"。正常的活动有利于气血流通，增强体质，必要的休息可以消除疲劳，恢复体力和脑力，均有利于维持人体正常的生理活动和功能。过逸少劳，可导致全身气血运行减慢，久致气滞血瘀。脾主四肢，四肢少动则脾运不健，化生气血减少，久则乏力、精神不振，日久脾虚运化无力，导致脂证的出现。

三、血脂产生、运行、代谢异常是脂证的病机

（一）血脂产生的异常

饮食不节是导致血脂异常的主要致病因素之一，同时，饮食失调又是损伤脾胃的关键因素。饮食过量，暴饮暴食，超过人体脾胃的正常受纳、运化能力，便可导致脾胃损伤。正如《素问·痹论》所说："饮食自倍，肠胃乃伤。"脾胃受纳、运化障碍，导致饮食中的精微物质吸收、输布障碍，无法通过脾胃分清泌浊，故而血脂出现异常，表现为胆固醇、甘油三酯高，而高密度脂蛋白胆固醇偏低的情况。

（二）血脂运行、代谢的异常

血脂的运行与气的运行以及与心、肺、脾、肝、肾、三焦等的关系极为密切。其运行如出现异常，主要与脾之运化、心气的推动、肺的宣发敷布、肝之疏泄、肾之气化及三焦通行中一个或几个环节出现异常有关。

脾为后天之本，气血生化之源，主要负责水谷精微

的运化与输布。若脾失健运，则水谷精微之输布运化功能会失常。膏脂作为水谷精微的一种，会引起痰湿脂浊，导致血脂升高。

《素问·灵兰秘典论》云："心者，君主之官，神明出焉……主不明则十二官危矣，使道闭塞而不通，形乃大伤。"血脂运行于血脉之中，有赖于心气的推动。《素问·太阴阳明论》说："脾主为胃行其津液。"脾运化水谷精微，又有灌溉四旁之功能，故血脂需通过脾的运化，使其输布全身。

肺主行水，通调水道，为水之上源。肺接受从脾胃转输来的血脂精微后，一方面通过宣发作用将其输布至人体上部和体表，另一方面，通过宣发肃降将血脂精微输布至人体三焦、肾、膀胱等。《素问·逆调论》曰："肾者水脏，主津液。"肾中精气气化蒸腾有利于血脂的输布，在肾的气化作用下，清者蒸腾，经三焦上输于肺而布散全身，浊者化为尿液注入膀胱。肝主疏泄，气机调畅，气行则血行，防止血脂流动瘀滞。三焦通行人体气机，总司气化，且为水液的升降出入通道，《素问·灵兰秘典论》说"三焦者，决渎之官，水道出焉"，说明血脂的运行及代谢均与三焦的决渎密切相关。

血脂的代谢发生障碍，淤积于体内，致血脂增多，是导致脂证的重要病因。

第三节　脂证的致病特点

脂证的致病特点与血脂的中医学特性密切相关。血脂属阴，运行于血脉，为营血的组成部分，在机体内处于不断化生、转运、代谢的动态平衡状态。其特性为浊而不降、黏而不滞。血脂正常有赖于气血调和、脏腑功能正常，脂证的产生多由于血脂生成、运行、代谢中的一个或几个环节出现异常所致。

了解血脂的中医学特点后，从血脂与气血、脏腑、阴阳的关系进行如下分析。

首先，血脂属阴，属于营血的一种，运行于血脉之中，性质偏重浊、黏腻，易于沉降于脉络之中而阻塞血脉。血脂的这种特点及其运行部位，决定血脂一旦出现异常，则首先侵袭脉道，易黏附于血脉而出现各种病变，如西医学的冠状动脉粥样硬化、脑动脉及颈部动脉硬化、肢体动脉粥样硬化等。由于血脂异常留于血脉，使脉道变窄甚至阻塞，相应部位出现缺血、缺氧，而导致各种病变，如冠心病、缺血性脑血管病、肢体供血不足坏死等。

其次，血脂的运行特点为宜行不宜停，宜流不宜滞。停则为患、滞则为病。肝藏血，主疏泄。血脂属血，易藏于肝脏。一旦肝失疏泄，血脂滞于血脉、肝脉，则会出现附着于脉道、肝脏，造成血管及肝脏疾患，如西医学的动脉粥样硬化斑块形成、脂肪肝、肝硬化等。

再者，由于血脂黏滞，具有易于阻塞、郁结的特点，从而容易郁而化火，产生内热。血脂异常，黏滞性增高、重浊郁积则会郁而化火，导致疮疡肿痛、耗伤血液津液等情况。西医学的脂溢性皮炎、痤疮就是因为血脂代谢异常（皮肤的油脂分泌旺盛）所致。脂溢性脱发也可用脂证的病理特点予以解释。"发为血之余"，血脂异常导致郁积血脉，郁而化热，热则耗气伤津，耗伤血液，使毛发无血营养。加之热为阳邪，其性炎上，故导致脂溢性脱发的发生。

综上，脂证的致病特点可以概括为以下3点。

首先，其性黏腻、重浊，易黏附于血脉、肝脏之上。

其次，脂证属阴邪，易阻滞气机，阻塞血脉、经络；日久易化湿、生痰、生瘀。

正如《素问·通评虚实论》所论："仆击、偏枯、痿厥、气满发逆，甘肥贵人，则膏粱之疾也。"

再者，脂证可化生内热。《素问·奇病论》云："此肥美之所发也，此人必数食甘美而多肥也。肥者令人内热，甘者令人中满，故其气上溢，转为消渴。"脂证化生内热，在皮肤可表现为疔疮之疾。《素问·生气通天论》云："膏粱之变，足生大疔。""疔"即疔疮之义，也可理解为皮肤之疾患。现代研究也发现，血脂在皮肤的代谢及排出异常可导致脂溢性皮炎、痤疮、脂溢性脱发等。

第四节　脂证与痰、湿、瘀的关系

一、脂证与湿邪属性类似

湿邪是指具有重浊、黏滞、趋下特性的病邪，具有如下特点。

1. 湿性重浊

重，即沉重、重着之意。如头重如裹、周身困重、四肢酸懒疼痛等。《素问·生气通天论》曰："因于湿，首如裹。"

2. 湿为阴邪，易阻遏气机，损伤阳气

湿性类水，水属阴，故湿为阴邪。《素问·六元正纪大论》说："湿胜则濡泄，甚则水闭胕肿。"

3. 湿性黏滞

黏即黏腻，滞即停滞。湿邪为病，多见分泌物、排泄物滞涩不畅，黏腻不爽，且病情反复发作、缠绵难愈。

4. 湿性趋下，易袭阴位

湿性类水，水性下行，故湿邪为病多伤及人体下部。《素问·太阴阳明论》说："伤于湿者，下先受之。"症见下肢水肿、带下、淋浊、泻痢等。

湿邪一般是指具有重浊、黏滞、驱下特性的病邪，血脂也具有易沉降、黏腻的特点，与湿邪较为相似。其不同处在于两点：其一，湿邪属于病邪，属六淫之一。而血脂，如果正常则属于人体的精微物质，是人体正常的组成部分。其二，正常范围的血脂，在机体内处于不断化生、转运、转化和代谢的动态平衡状态，即沉而不降、黏而不滞，即使食入过多的食物，也可转化或排出体外，而不会黏滞于血脉，因而不会表现出湿邪的征象。

如因气血、阴阳、脏腑失调等使血脂处于异常状态，其动态平衡被打破，则易沉降、黏腻的特性增强，变得稠浊、瘀滞，可导致易附着于血脉之上，从而出现动脉粥样硬化。

二、脂证与痰的区别

痰是机体水液代谢障碍所形成的病理产物，性质较稠浊。痰饮的形成，因外感六淫、内伤七情或饮食所伤等原因，使肺、脾、肾及三焦等脏腑气化功能失常，水液代谢障碍，以致津停水滞而成。肺主宣发肃降，敷布津液，通调水道；脾主运化水液；肾司水液的蒸腾气化；三焦为水液代谢的通道，故肺、脾、肾及三焦等脏腑功能失常，均可导致水液代谢障碍，聚湿而形成痰饮。其他如肝气疏泄不利、膀胱气化功能失常等亦可生痰。痰形成后随气流行，内而五脏，外而皮肉筋骨，无处不到。痰的致病特点表现在以下几个方面。

1. 阻滞经络

痰流注于经络，阻碍经络中气血的运行，从而出现肢体麻木、屈伸不利、半身不遂等症状，或形成痰核、瘰疬、阴疽流注等。

2. 阻滞气机

痰饮为水湿停聚，水停则气滞，气滞不通，则脏腑气机失常。

3. 影响水液代谢

痰饮本为水液代谢障碍所形成的病理产物，其一旦形成，便可作为一种新的致病因素反作用于机体，进一步影响肺、脾、肾及三焦等脏腑的水液代谢功能。

4. 蒙闭清窍，扰乱神明

痰浊易上蒙清窍，而致头晕目眩、头重如裹、精神萎靡不振；痰迷心窍，则胸闷、心悸、神昏谵语；痰火扰心，则发为癫狂。

5. 症状复杂多变

中医学认为，"百病皆由痰作祟""怪病多痰"。

6. 病情缠绵

痰饮皆由水湿积聚而成，因此具有重浊黏腻的特性，表现为病情缠绵，病程较长，难以速愈或反复发作。

三、脂证与瘀的区别

瘀，亦称瘀血，指体内局部血液停滞，包括离经之血积存体内，或血行不畅，阻滞于经脉及脏腑。瘀血既是疾病过程中所形成的病理产物，又是某些疾病的致病因素。瘀血的形成主要有两个方面：一是气虚、气滞、血寒、血热、痰浊、津亏等，使血液运行不畅；二是由于外伤、气虚、血热等原因造成血液离经，积存体内而形成瘀血。其亦是病理代谢产物，痰滞留不去，脉道狭窄，血流不畅，则可成瘀。瘀血的致病特点表现为以下几个方面。

1. 疼痛

瘀血阻滞经脉，气血不通，不通则痛。瘀血疼痛多表现为刺痛，痛处固定不移，拒按，或夜间痛甚。

2. 肿块

多因气血凝滞、死血内着所致。若为肌肤局部外伤，则可见青紫肿胀；若瘀血积于体内，久聚不散，则可形成癥积。

3. 出血

瘀血阻滞经脉，血脉不通，血不循经而妄行，则可导致出血，特点为血色紫暗，或夹有血块。

4. 其他症状特点

瘀血阻滞经脉，气血运行不畅，组织器官失于濡养，可见肌肤、唇甲青紫，舌紫暗或有瘀点、瘀斑，或舌下静脉曲张，脉象多为细涩、沉弦或结代脉。

第五节　脂证的诊断、分类与辨证论治

分析脂证的致病特点后可知，脂证之为病，易黏附于血脉及肝脏；易阻滞气血流通；易阻碍脏腑通畅；易郁而化热，故脂证的分型与其致病特点密切相关。

但脂证之为病，往往不少患者无任何不适，按常规辨证方法难以分型，这给不少医生带来困扰。对此我们认为，脂证辨证应综合考虑，包括辨病位、辨气血、辨脏腑、辨寒热、辨患者阴阳体质等。只有全面辨证，详细了解疾病的起因、发展及预后，以及患者的体质差异，才有可能提高临床疗效。

一、脂证的诊断

1. 狭义的脂证

血脂异常，即高脂血症，包括高胆固醇血症、高甘油三酯血症、低脂蛋白症、低密度脂蛋白胆固醇偏高和（或）高密度脂蛋白胆固醇偏低症等。

2. 广义的脂证

广义的脂证是指一切与血脂代谢密切相关的疾病，如西医的动脉粥样硬化、冠心病、缺血性脑血管病、脂肪肝、脂溢性皮炎、痤疮、脂溢性脱发、代谢综合征、多囊卵巢综合征等。可以说，只要伴随或由于脂代谢异常，而相关出现的疾病均可诊断为广义脂证。

二、脂证的分类

根据发病部位，其可分为脂证之血脉病、脂证之肝病、脂证之皮毛病；根据影响气血、脏腑分，可分为脂证之气血病、脂证之脏腑病、脂证之三焦病。

三、脂证的辨证

脂证涵盖的疾病种类多、范围广，辨证时需结合实际病情综合论治，但仍有一定规律可循，辨证时需综合辨证，分清主次，急则治其标，缓则治其本。

综合辨证包括整体辨证、病位辨证、证象辨证，整体辨证包括气血痰湿辨证、脏腑辨证、阴阳寒热辨证。

四、脂证的论治

（一）脂证之血脉病

脂证之血脉病主要是指由于气血、脏腑功能失调，导致血脂在体内产生、运行、代谢出现异常，脂质黏附于血脉而出现的疾病，类似于西医的动脉粥样硬化等疾病。

血脉，是运行气血的通道。《素问·脉要精微论》说："夫脉者，血之府也。"《灵枢·决气》说："壅遏营气，令无所避，是谓脉。"故脂证之血脉病出现后，血脉不通畅或闭塞，则可导致气血运行不畅甚至气血阻塞，机体组织缺少正常的气血供应而出现疾病。病在心脉则易出现心悸、胸闷甚至胸痹，类似于西医的冠心病、心肌梗死等；病在脑脉则易出现眩晕、中风，类似于西医的短暂性脑缺血发作、脑梗死等。故本病的发病初期，由于血脉尚未闭塞，多无明显不适症状。当疾病日久，气血不畅则易生痰化湿，痰湿郁结不去导致血脉闭塞后，则可出现血瘀的症状。

脂证之血脉病，重在辨脉，重点为两点：一是脉诊可见滑、涩、沉、结代脉等中的一种或几种；二是需借助现代科学仪器，如动脉彩超、冠状动脉造影等检查可确诊。在这里需要强调一下，不能因为中医"望、闻、问、切"的经典诊法而排斥现代科学仪器的辅助检查，主观认识加上客观依据，则有利于中医学不断发展。随着科学的发展和对疾病认识的加深，中医绝不能墨守成规，特别在疾病的诊断上，如果排斥现代科学仪器的检查，不仅会举步维艰，而且有可能耽误诊治，引起医疗纠纷。中医讲"博古论今"，中医学博大精深，循古可发掘古人的经验、理论加以沿用，但同时应该注意发展，要"与时俱进"，要博采众长，这样才不会在发展中落伍。通俗地讲，就是"优势不能丢，缺点要改进"。

血脉虽有病变，但气血流动尚通畅时患者往往无明显不适。如果脉象正常，此时的一些检查，如动脉血管超声检查、冠脉造影等，可以较早发现血脉病变，从而及早采取措施。《素问·四气调神大论》讲："圣人不治已病治未病，不治已乱治未乱……夫病已成而后药之，乱已成而后治之，譬犹渴而穿井，斗而铸锥，不亦晚乎？"故"上工治未病"。血管超声等检查，可发现动脉粥样硬化甚至斑块的存在。即使血脂在正常范围，辨证也属于脂证之血脉病范畴，理应予以治疗。如拖延不治，时间日久后血脉完全闭塞，发展为胸痹真心痛、中风之中脏腑、厥证等，再予论治则为时晚矣。

脉以通为顺，治疗此类疾病，当辨明主次，用药应注意使用具有通、透、顺、行的药物。具体来说，血脉不通、不畅则为病，此类药物适合血脉病的病变特点。同时这类药物还能兼顾血脂黏腻、易凝的特点。通，主要是指有通脉、通络之类的药物，如通草、丝瓜络等；透，主要是指有宣透发散之药，如薤白、瓜蒌等；顺，主要是指有顺气理气之药，如木香、香附、陈皮等；行，主要是指有走窜游行之品，主要指虫类药物，如地龙、穿山甲等。

总之，脂证之血脉病以"通、透、顺、行"用药原则为纲，再结合辨证之特点。气虚加用补气益气药；气滞加用行气破气药；病发日久，出现痰湿、血瘀则加用祛湿、化痰、活血化瘀药。如此加减用药，则会取得较好的临床疗效。

（二）脂证之肝病

脂证之肝病，因血脂的易黏附作用导致。血脂属营血，随血液循行，其运行、代谢均与气血的通畅、流通密切相关。而肝主藏血、主疏泄，其特征均与血脂存在密切关系。肝主藏血，其体为阴；肝主疏泄，调畅气机，性喜调达而用阳，故有"肝体阴而用阳"之说。脂证为阴邪，附着于肝脏，滞其气血流通之用，阻其调达疏泄之功，裹其升阳调达之气，导致其气血郁滞、疏泄功能失司，清阳不升，从而出现胸胁胀满、胁肋疼痛、纳食不化、精神萎靡抑郁，甚至导致胆道瘀滞或影响水液代谢而出现黄疸、下肢及腹部浮肿等情况。同时，脂质裹挟肝脏导致的肝气不疏，容易郁而化热，出现便秘、精神烦躁、口苦咽干等症状。

脂证之肝病诊断并不难，多有肝失疏泄等较典型的症状。但如果为轻症，则早期也可能无症状表现，腹部 B 超可提供辅助诊断。如 B 超提示为脂肪肝，也应诊为脂证之肝病。

根据脂证之肝病的发病特点，治疗时应注意调达肝脾，注意解决其疏泄功能，同时适度予以清凉之品，以清热去浊。调达肝脾可选柴胡、白芍、枳壳等，再予薄荷、竹叶、荷叶等清凉之药，以标本兼顾。肝气疏则血脂自然随气血的流通散去，病证自消。如合并黄疸、水肿等，则应加用渗湿利水退黄之品，如茵陈、车前子、大黄等。

（三）脂证之皮毛病

脂证之皮毛病是指血脂代谢异常不能排出，阻塞皮肤毛孔所导致的毛发脱落，皮肤肿胀、破溃，甚至流脓感染。如西医的脂溢性脱发、痤疮、脂溢性皮炎均属于此类病证范畴。

脂溢性脱发多见于中年男性，俗称"谢顶"。"发为血之余"，血脂异常，郁积血脉，郁而化热，热则耗气伤津，耗伤血液，导致毛发无血营养，形成脱发。而热为阳邪，其性炎上，故脂溢性脱发主要在头部，而四肢体表毛发不受影响。此病应在发病早期，即有毛发脱落时尽早积极治疗，待毛发完全脱落后，此时皮肤毛孔已完全闭塞，则为时已晚，很难治愈。痤疮及脂溢性皮炎多见于青年人，主要表现为皮肤毛孔阻塞，伴有肿胀、包块、化脓等，毛孔不通，则导致郁而化热，变生疮疡。

治疗时在辨证的基础上还需注意两点：一是注意清肺热。"肺在体合皮，其华在毛"。《素问·五脏生成》说："肺之合皮也，其荣毛也。"指出皮肤、毛发与肺息息相关，治疗可以使用枇杷叶、黄芩、桑叶、菊花之类。二是要注意疏肝清热。因肝藏血，主疏泄，疏泄不利，则邪不能去、热不能退，治疗可使用川楝子、生地黄、柴胡、栀子、牡丹皮等，脱发再加何首乌等，养血生发。三是要注意泄肠经湿热。因"肺与大肠相表里"，脂溢性皮炎或痤疮应治以清热解毒，药用大黄、鱼腥草、白花蛇舌草等。

（四）脂证之气血病

脂证之气血病是指由于气血异常导致的血脂运行障碍为主的疾病。

1. 气机失调

气行则血行，气滞则血瘀。血脂存在于血脉内，营血在脉络的运行由气推动。气机失调，如气虚不能推动血行，血行缓慢，则血脂以其高黏度的特点瘀于脉道。气机升降失调，则血脂不能有效通过脏腑的气化蒸腾作用转化为精微而输布营养全身，亦不能转化为糟粕从二阴等处代谢而出，最终大量滞留于血脉之中，导致血脂过剩或其精微成分失调，从而出现血脂异常。

气虚无力推动血行，血脂运行变慢，易于沉降、黏滞于血脉、肝脏等处，从而导致脂证的出现。气虚的典型临床表现为面色㿠白、少气懒言、语声低微、神疲倦怠、畏风自汗、舌淡苔白、脉虚弱无力等。

2. 血的异常

血行失畅，形成血瘀。血瘀滞于经络，可形成肿块，称之为癥瘕。①血寒：《素问·调经论》云："血气者，喜温而恶寒，寒则泣不能流，温则消而去之。"寒性凝滞，寒主收引，可使气血凝结，阻滞不通。②血热：外感温热、外邪入里化热，或情志郁结，五志过极，郁而化火，或长期嗜酒，致内热壅滞而煎熬血液、耗伤阴血。血分有热，感受外邪或内伤七情，血中受热，血热煎熬营血，致营血的黏稠度进一步增加，从而导致血脂异常。

（五）脂证之脏腑病

五脏的生理功能是化生和贮藏气血津液及精等精微物质。六腑的生理功能是受纳和腐熟水谷，传化和排泄糟粕。故《素问·五脏别论》说："所谓五脏者，藏精气而不泻也，故满而不能实。六腑者，传化物而不藏，故实而不能满也。"脏属阴，腑属阳，脏为里，腑为表，一阴一阳通过经脉相互联络，故脂证之脏腑病，就是表里阴阳的络属疾病。

1. 心与小肠之脂证

心居上焦，属脏属阴，主里；小肠居下焦，属腑属阳，主表；二者通过经脉相互络属。心阳温煦小肠，使小肠的泌别清浊功能得以正常进行。小肠泌别清浊通过脾升清上输心脏，化为气血濡养全身。如脂滞心脉，则容易郁而化火，下移小肠，灼伤水液，出现小便短赤、肠鸣腹痛甚或腹泻；脂郁小肠，产生实热，则可循经上炎于心，扰动心神，出现心烦不寐、口舌生疮、口腔糜烂等症状。临床也可见冠状动脉粥样硬化性心脏病患者，可出现小便减少，甚至心绞痛、心梗时出现腹部疼痛甚至腹泻的症状；也可见腹部肥厚、血脂高的患者，容易出现失眠等症；神经衰弱、免疫力下降者可出现口腔溃疡等情况。这些均可从脂证之心与小肠进行辨证，采用清心火、利小肠之法往往可取得效果。

2. 肾与膀胱之脂证

肾与膀胱同在下焦，肾为水脏，膀胱为水腑。肾属脏属阴，膀胱属腑属阳。肾主里，膀胱主表，二者通过经脉相互络属，构成表里关系。如脂证浊气附于肾脏，阻碍气机，会导致肾气不足，气化失常，固涩无权，膀胱开阖失度，从而出现小便不利、尿少或尿失禁、遗尿、尿频等症。临床也可见肾病综合征的患者，不仅血脂特别高，还会出现尿少、浮肿等症，治疗可从肾与膀胱论治。

3. 脾与胃之脂证

脾胃同居中焦，以膜相连。脾属脏属阴，主里；胃属腑属阳，主表；二者通过经脉相互络属。脾宜升宜健，胃宜降宜和。若脾为脂邪所困，则脾失健运，清气不升，影响胃的受纳与和降，临床可见胃脘胀满、食欲不振、恶心呕吐等症。胃受纳腐熟水谷中的脂质功能失调，浊气不降，也会影响脾的运化功能，出现乏力、少气懒言、腹胀、泄泻、食物不化等。临床可见早期胰腺炎，出现腹胀腹痛，伴有恶心呕吐等症状，以及脂肪泻患者出现腹泻、消瘦无力、精神不佳、大便中带有未消化之残渣等临床表现，治疗应从脾胃论治。

4. 肝与胆之脂证

肝位于右胁，胆附于肝叶间。肝属脏属阴，主里；胆属腑属阳，主表；二者通过经脉相络属。肝疏泄分泌胆汁，贮藏于胆。若脂郁肝胆，郁而化火，则会出现胁肋疼痛、口苦咽干、急躁易怒等症；若脂郁肝胆，郁化湿热，则发为黄疸，一身尽黄。临床可见脂肪肝患者胁肋胀痛不适、纳差乏力之症，待脂肪肝发展到肝硬化则易出现黄疸，治疗上从肝胆论治。

5. 肺与大肠之脂证

肺居上焦，属脏属阴，主里；大肠居下焦，属腑属阳，主表；二者通过经脉相互络属。"肺在体合皮，其华在毛"。脂壅堵肺经，宣泄失调，则易出现便秘，可伴有粉刺、脱发、瘙痒。大肠附脂过多，传导失常，则腹气不通，症见便秘燥结；若化生内热，上输肺经，则会出现口鼻干燥。临床见痤疮、脂溢性皮炎、脂溢性脱发、皮脂腺囊肿等，均可从肺与大肠论治。

（六）脂证之三焦病

三焦属于六腑之一，是脏腑之间与脏腑内部相互沟通所形成的通道，运行气和津液。气的升降出入、津液的输布与排泄均有赖三焦的通畅。而且心、肺属上焦，脾、胃、肝、胆属中焦，肾、膀胱、小肠、大肠属下焦。《素问·灵兰秘典论》说："三焦者，决渎之官，水道出焉。"三焦关系到饮食水谷的受纳、消化吸收、输布、排泄等气化和水液流通的全过程。如果脂邪阻滞三焦，可导致气机不畅，三焦水道不通，水液代谢障碍，引起尿少、水肿等情况。治疗上宜选用通利三焦的药物。

第四章 脂证的治疗原则

脂证的治疗重在于调而不在于化，治疗原则以调为本，以化为辅。疾病初期无痰湿、血瘀之证时，注重调理气血、调节脏腑功能；疾病日久，在调的基础上，辅以化湿、化痰、化瘀之法。同时，治疗时还需关注血脂的生成、运转、代谢的三个重要因素：一是减少脂肪的摄入，防止增加过快，超出机体负荷；二是加快血脂在脏腑中的运转，促其运行通畅而不停滞；三是调节脏腑功能，促进血脂代谢。

第一节 调和气血

气血是脏腑进行功能活动的基础物质，气血失调可导致多种疾病的发生，故调和气血是重要治则之一。

一、调气

调气包括补气和调理气机。

1. 补气

补气适用于气虚证。人体之气主要源于脾胃运化的水谷精气、肾中所藏的先天精气及依靠肺吸入的自然清气，因此气的生成与上述脏腑功能状态密切相关。

2. 调理气机

气贵乎流通，故治疗时要注意调理气机失调及顺应脏腑气机的升降规律。气的升降出入运动平衡协调，是人体进行正常生命活动的保障。气机失调则可导致多种病变，治疗宜适当加以调理，气滞者宜行气，气逆者宜降气，气闭者宜开窍通闭。

二、补血、理血

1. 补血

适用于血虚证。血液主要由营气和津液组成，而营气和津液均源于脾胃化生的水谷精气，故补血治疗宜以调理脾胃为主。

2. 理血

血液的正常运行是其发挥濡养作用的前提，调理血液运行的原则是根据血行失常的病理而确定。血液运行失常的病理状态有血瘀、血热和出血，调理原则为血瘀则活血祛瘀；血热则滋阴降火或清热凉血；出血则止血，包括清热止血、祛瘀止血、温经止血、滋阴止血、益气止血、收涩止血等。

第二节 调节阴阳

《素问·至真要大论》说："谨察阴阳所在而调之，以平为期。"疾病发生的根本是机体的阴阳之间失去平衡，出现阴或阳的偏盛或偏衰。调节阴阳就是纠正阴阳之间的偏颇，"损其有余"或"补其不足"，以恢复阴平阳秘的生理状态。

一、损其有余

损其有余又称损其偏盛，即损其阴或阳一方有余的治则，主要用于阴或阳一方偏盛所致的各种病证。其方法即为"实则泻之""寒者热之""热者寒之"。

二、补其不足

补其不足又称补其偏衰，即补益阴或阳虚损不足的治则，主要用于阴虚或（和）阳虚所致的各种病证。《黄帝内经》曰："阴平阳秘，精神乃治。"

第三节　调节脏腑

一、调脾胃

脾为"后天之本""气血生化之源"。《医宗必读》说："一有此身，必资谷气。谷入于胃，洒陈于六腑而气至，和调于五脏而血生，而人资之以为生者也，故曰后天之本在脾。"《素问·灵兰秘典论》曰："脾胃者，仓廪之官，五味出焉。"若脾失健运，则饮食得不到很好的消化，水谷精微不能很好地吸收和输布，便可出现血脂异常。

调脾胃需分虚实，实者属胃家实，虚者属脾气虚。胃家实，多由摄入油腻之品过度，超出胃受纳腐熟能力，则出现脘腹痞闷，嗳气酸臭，甚则腹痛，泄泻酸腐，完谷不化，便中带油腻之物。遇此脂证，调胃可重用消食之药，如山楂、神曲、麦芽等物，再佐理气通腑之药，化食消积，亦能助血脂降低。但需注意调胃者，不可忘调饮食，饮食不调，调胃无功。在化食消积的同时，调饮食需选清淡、易消化之品，服药期间宜食蔬菜、米饭。因面食易引起积滞，故应暂时不吃，同时忌荤腥油腻之品。脾气虚者，运化乏力，胃受纳之脂质无法转化为精

微之物输布，除症见血脂升高外，还可见少气懒言、面
色㿠白、四肢困顿。且脾虚多伴水湿不化，故可有头重
如裹、面色垢腻、舌苔厚腻、脉沉滑等表现。脂证调脾
之道，在于健脾益气，化湿理气，药物宜选白术、人参
（或党参）、茯苓、陈皮、半夏等。

二、调肝肾

肝主疏泄，肝主藏血，血脂之代谢有赖于肝脏的疏
泄条达。现代研究也证明，肝脏为血脂代谢的重要器官。
胆固醇合成及代谢的相关酶类很多在肝脏或由肝脏合成，
并证实调肝是血脂异常治疗的重要环节。同时，肾主气
化。肾脏气化失司，则血脂不能化为精气濡养全身，反
而堆积于体内而导致血脂异常升高。西医学就发现，肾
病综合征等肾脏疾病患者，普遍存在高血脂情况，证实
肾之气化功能失常与血脂代谢密切相关。

调肝之道，重在柔肝疏肝。肝为将军之官，主疏泄，
易躁易郁，故调肝需辨明是肝阳上亢抑或肝气郁滞。如
为肝阳上亢，可见急躁易怒、面红目赤、口苦脉弦，治
宜柔肝，泻肝阳，选择白芍、菊花、茵陈、代赭石、天
麻、旋覆花等药。如为肝气郁滞，症见默默不言、善太
息、胁肋胀痛、脉弦中带涩，治宜疏肝理气，选择柴胡、
川楝子、郁金、枳壳、厚朴等药。

因肝肾一泄一藏，故肝肾应同调，意取滋水涵木之义。肝阳上亢多致肾阴亏虚，阴不制阳，故需用滋养肾阴之品，枸杞子、山茱萸、地黄、牡丹皮、山药、泽泻等药均可因证选用。肝气不疏，郁而化火也可导致肾阴不足，治疗时需注意选引火下行的补肾之药，如牛膝、泽泻等。

三、调心肺

"诸血者，皆属于心"。"诸气者，皆属于肺"。肺主宣发肃降，朝百脉而主治节。肺又主宗气，贯心脉而司呼吸。肺气可助心行血，加强血液循环与呼吸之间的协调。肺气虚，宗气不足，推动无力，则血行迟滞，血脂易出现病变。

血脂的运行，有赖心肺之气推动。气不足则血运行无力，可致黏腻之性加重，附于脉道，故调心肺首先需调气。若见少气懒言、心悸胸闷、语声低微、脉细或沉，治宜补益心肺之气，药选人参、黄芪等。肺宣发肃降失司，可致毛孔壅塞，脂质淤积毛孔致痤疮发生，治宜清疏肺热，宣发肺经，宜选枇杷叶、黄芩等药。

第四节 调节三焦与脉络

《灵枢·邪气脏腑病形》云："三焦病者，腹气满，小腹尤坚，不得小便，窘急，溢则为水，留则为胀。"故三焦之脂证，可见水饮泛滥、躯体肿胀之表现，且发病又有上焦、中焦、下焦之别，且三焦多互相影响，均可累及。病因为气化不行，水湿停滞三焦。

三焦之调，重在温阳化气，通利水湿，可以经方之五苓散为主方治之。方中桂枝温阳化气；白术、茯苓健脾化湿；泽泻、猪苓淡渗利水，引水下行。如壅塞上焦为甚，症见胸胁满闷、面目浮肿，需通利心肺之气，宜加芦根、茅根等；如壅塞中焦为甚，症见脘腹痞闷，或吐或泻，需通利肝脾之气，宜加柴胡、厚朴、苍术、炒枳壳等；如壅塞下焦为甚，症见下肢浮肿、按之不起，或小便不利，或腰痛膝软，其人渐胖，伴遗精滑泄、带下清稀，需温肾化气，宜加槲寄生、吴茱萸或肉桂等。需要注意的是，水之运行还与气的推动有关，血瘀也可导致水湿不运，临床可根据辨证及脉象，佐用补气益气或活血化瘀之品。

《灵枢·经脉》说："脉道以通，血气乃行。"脉络通畅，血脂运行顺畅，则无血脂之异常。如脉络闭阻，则可化为血瘀之证，致诸病皆生。瘀于心脉，可致真心痛；瘀于脑脉，可致中风偏枯，与西医学的动脉粥样硬化导致心梗、脑梗相符合。治疗应活血化瘀，宜选桃仁、红花之品，再结合气血、脏腑情况，辨证用药。

第五节　调节饮食、生活与劳作

《素问·上古天真论》云："上古之人，其知道者，法于阴阳，和于术数，食饮有节，起居有常，不妄作劳，故能形与神俱，而尽终其天年，度百岁乃去。"

一、调节饮食

饮食是人体正常生命活动所必不可缺的，饮食不节、好逸恶动，则易导致"富贵病"的发生，如西医学的高血脂、高血糖等内分泌疾病。

《素问·调经论》云："夫邪之生也，或生于阴，或生于阳。其生于阳者，得之风雨寒暑。其生于阴者，得之饮食居处，阴阳喜怒。"指出病邪或生于阴，或生于阳。生于阴的疾病，多是由于饮食、居处不当，或阴阳失调及过于喜怒等情志失调所致。

饮食不节包括过饥、过饱、嗜食肥甘油腻、嗜好饮酒等情况。饮食不节，可损伤脾胃，使气血运行不畅。

1. 过饥

《灵枢·五味》说："故谷不入，半日则气衰，一日则气少矣。"指出过饥可使脾胃、气血运行无力，血脂运行易于瘀滞。

2. 过饱

过饱亦可影响脾胃运化。《素问·痹论》说："饮食自倍，肠胃乃伤。"《素问·生气通天论》曰："膏粱之变，足生大疔。"

3. 嗜食肥甘油腻

《素问·生气通天论》云"味过于甘，心气喘满"，是指嗜食甘甜味等高热量、高脂肪的饮食，易引发血脂异常，最终导致类似于西医学的冠心病出现心力衰竭。

4. 嗜好饮酒

酒性湿热，饮酒偏嗜，可损伤脾胃，导致肝经湿热，疏泄失常，血脉受阻。西医学认为，摄食过多的脂肪、高热量食物，过度饮酒，都是引起血脂异常的主要原因。

《素问·宣明五气》指出，"久卧伤气""久坐伤肉"。正常的活动有利于气血流通，可增强体质，必要的休息可以消除疲劳，恢复体力和脑力，均有利于维持人体正常的生理活动和功能。过逸或少劳均可导致全身气血运行减慢，久而久之，可致气滞血瘀。脾主四肢，四肢少动则脾运不健，化生气血减少，症见乏力、精神不振，日久脾虚运化无力，可导致脂证的出现。

二、调节生活

调节生活主要是调节日常起居。"起居"指作息及日常生活的各个方面。"起居有常"指生活作息要有规律。《黄帝内经》提出应当根据人体的生命节律安排生活、作息时间。

《素问·生气通天论》云："故阳气者,一日而主外,平旦人气生,日中而阳气隆,日西而阳气已虚,气门乃闭。"说明人体中阳气与自然界的阳气在一日之中是同步节律的。因此,在作息时间上一定要有规律,定时作息。

由于人与天地阴阳要保持协调统一的关系,白天阳气主事之时人要劳作,夜间阴气用事之时人要休息。如果违反了阴阳消长规律,就会给人体造成伤害。例如,夜间熬夜,白天睡觉,这是与自然界阴阳消长规律相违背的,久而久之,肯定会给血脂的正常代谢带来很不利的影响。《黄帝内经》除了强调要按一日之中的阴阳消长规律进行作息外,还强调要按四时生长收藏的规律进行作息。如《素问·四气调神大论》云:"春三月,此谓发陈。天地俱生,万物以荣;夜卧早起,广步于庭,被发缓形,以使志生,生而勿杀,予而勿夺,赏而勿罚。此春气之应,养生之道也。""夏三月,此谓蕃秀。天地气交,万物华实,夜卧早起,无厌于日,使志无怒,使华英成秀,使气得泄,若所爱在外。此夏气之应,养长之道也。""秋三月,此谓容平。天气以急,地气以明,早卧早起,与鸡俱兴,使志安宁,以缓秋刑,收敛神气,使秋气平,无外其志,使肺气清。此秋气之应,养收之道也。""冬三月,此谓闭藏。水冰地坼,无扰乎阳,早卧晚起,必待日光,使志若伏若匿。若有私意,若已有得,去寒就温,无泄皮肤,使气亟夺。此冬气之应,养藏之道也。"这些都是在"天人合一"整体观指导下四季不同的作息规律,只有顺应天地四时阴阳变化进行起居作息,才能使机体阴阳气血与天地阴阳变化保持一致,做到"顺四时而适寒暑",从而保持机体的勃勃生机。长久保持这些合理的作息规律,自然会达到血脂平衡的目的。

三、调节劳作

《黄帝内经》讲"不妄作劳",即不要违背常规去劳作,使"形劳而不倦"。也就是说,劳作要保持一定的限度,既不过劳也不过逸,做到劳而不倦,即有劳有逸,劳逸结合,劳逸适度。过度劳倦,便会耗伤气血,影响血脂正常的化生运行,而产生疾病,因此《黄帝内经》将"劳倦内伤"作为一个重要的病因。然而不仅过劳可以伤人致病,过逸也同样会对人体健康产生不利影响。过于安逸,身体就不活动,这样就会导致血脂瘀滞不畅,久而久之,化湿化痰化瘀,促生脂代谢疾病。如《素

问·宣明五气》所说："久卧伤气，久坐伤肉。"所以
"不妄作劳"并非什么都不做，古人提倡"常欲小劳"。
"小劳"就是适度劳动。适度劳动有利于机体气血运行，
促进血脂的正常代谢。

第五章　脂证的辨证论治

第一节　阴脂阳脂论治单纯性高脂血症

单纯性高脂血症多见于中老年者，通常无临床症状，大部分患者不伴有肥胖，仅生化检查可见甘油三酯或胆固醇升高。患者多无不适感，舌脉有的完全如常人。从中医四诊辨证角度说，此类患者就诊，辨证较难。根据文献研究，中医治疗脂证以痰湿、血瘀为纲，少部分人曾提出从肝、从热论治，且取得了一些疗效。

血脂的中医学特点，前已论述。欲治疗本病，首先需参透其中医属性。血脂属营血的组成部分，属于液态，对人体具有凝聚、滋润作用，能转化成为固态的"膏脂"，与西医学的血脂和脂肪转化的概念相对应。

从阴阳属性来看，血脂属阴，性质偏重浊、黏腻，易于附着肝脏及血脉。虽然血脂属阴，但正常血脂也是阴中有阳，并非纯阴之物。因万物均有阴阳，"孤阴不生、独阳不长"，故《素问·金匮真言论》说"阴中有

58

阳，阳中有阴"。血脂需要保持在动态平衡的正常状态，其阴中之阳的属性必然存在。结合现代研究，血脂的组成部分——高密度脂蛋白胆固醇，具有清除低密度脂蛋白胆固醇、降低甘油三酯的作用，与中医理论的阳主升主动，具有升清发散属性相符合。如其含量减低，则低密度脂蛋白胆固醇将会升高，表现为阴不制阳，故血脂具备"阴中有阳"的特点。高密度脂蛋白胆固醇属阴中之阳，笔者称之为阳脂。同理分析，血脂中的甘油三酯属阴中之阴，低密度脂蛋白胆固醇则属阴中之至阴，最具阴性物质的黏附、沉着之性，笔者称之为阴脂。其与西医学研究发现的低密度脂蛋白胆固醇是心脑血管疾病的主要致病因素相符合。

治病先辨阴阳，阴阳辨清，其病知之大半矣。结合单纯性高血脂，无症状就诊的患者，特别是从脏腑辨证无法明确的情况下，可根据血脂的阴阳特点，进行阴阳辨证。单纯性高脂血症，最忌阴中无阳，无阳化生、推动，则浊阴停滞，无以运行。在治疗上，如果是单纯性的高密度脂蛋白胆固醇升高，一般无需用药，除非表现为气壮而有热，可适当使用清热温凉之药化之。而甘油三酯、低密度脂蛋白胆固醇升高，则必属阴病。阴病需阳药，故药需选用补气益气、升清化气、辛温宣发之品，兼加疏泄肝脾、补益中焦元气之药。因补气益气可助阴脂活动而防止停滞；升清化气可助阴脂化阴为阳，化气而消；辛温宣发可助阳脂之温，蒸阴为气，宣泄而出。兼加疏泄肝脾之药，则助疏泄之功，不至于补气过度而导致气郁而滞，也可防止阴脂太过运行不畅。补益中焦脾胃之药可起到固本培元之功，所谓"正气存内，邪不可干"，并可防止复发。用药方面，忌大辛大热，防止燥伤阴液，凝液成痰；忌破血逐瘀，防止攻伐太过，耗伤正气；忌泻下苦寒，防止损耗阳气，寒凝成瘀。

　　方剂可选用益气调脂汤。方中黄芪、人参补中益气，宗气足则脂不滞，助阴脂运行通达经络脏腑，助其入脾肾而运化。白术健脾，助血脂运化代谢。当归补血活血，与黄芪、人参合用，取补气补血之意。柴胡和解少阳，沟通表里，使血脂运行通畅，内外通达，化脂为精为气。桔梗、升麻引药上行，助下焦滞留之血脂升，助中焦运化，防止血脂沉于下焦。陈皮行气健脾燥湿，助中焦运化，防其留滞不行。连翘、桔梗、薄荷轻宣上焦，透血脂由里至表，助肺经宣泄。诸药合用，补泻有度，共奏补气化脂之功。本方可用于舌脉如常者，如伴有肝肾不足，则需辨证施治。

　　案例：高甘油三酯脂血症

　　沈某，男，33岁，商人。体检发现甘油三酯升高1年余，曾口服非诺贝特等药治疗，甘油三酯有所下降，但发现肝功能异常，因转氨酶升高而停用西药。来门诊就诊时，形体肥胖，头面油垢，饮食如常，喜食夜宵，少气懒言，四肢倦怠乏力，喜卧嗜睡。就诊时查血甘油三酯 5.17mmol/L。舌淡苔白，脉细。辨证属气虚脂证，兼有痰湿。治宜辛温益气，利湿化脂。

拟方：黄芪 15g，白术 15g，陈皮 12g，人参 9g，茯苓 15g，苍术 15g，炒枳壳 15g，陈皮 15g，升麻 15g，当归 10g，连翘 10g，桔梗 10g，薄荷 10g。14 剂，水煎服，1 日 1 剂。嘱停夜宵，每日适当散步 1km。

服药 14 剂后复诊。少气懒言好转，头面油垢减轻。复查血甘油三酯 3.02mmol/L，已有下降，自述近几日嗜睡好转，体重稍减轻后乏力亦好转，精力较前充沛，因复查甘油三酯仍高，脉滑，效不更方。继服此方 28 剂，体重继续下降。复查血甘油三酯 1.73mmol/L，嘱可停药，日后仍需禁吃夜宵，且每日散步增加至 2km 以上。1 个月后来院复查，血脂仍在正常范围，随访 1 年，未见复发。

按：本例患者素体肥胖，本考虑为痰湿之体，但少气懒言、四肢倦怠乏力、喜卧嗜睡、舌脉等均为气虚之症，故辨证为宗气不足，脂滞肝脾。因脂属阴，易附着于肝脾，可加重肝脾运化无力，致四肢倦怠更甚。故治以益气除湿，用阳药治阴病。因患者已有肝失条达之象，故未使用柴胡。同时嘱服药期间戒夜宵，防止有碍脾胃运化，辅以慢走锻炼，通畅气血而取效。

第二节　通、透、顺、行论治动脉粥样硬化

动脉粥样硬化是心脑血管疾病的主要致病原因，而心脑血管疾病无论发病率还是死亡率一直较高。由于脉为血之腑，血脂为血液的组成部分，随血液而运行于血脉，故脂证之病，首先侵袭血脉。血脂性黏腻、重浊，易于黏附。黏附于脉道，易致血脉狭窄，严重者可导致脉道阻塞。如阻塞于心脉，可出现胸痹，即西医学的冠心病甚至心梗；如阻塞于脑脉，则易发生脑梗死。众多西医研究已证实，血脂异常，特别是低密度脂蛋白胆固醇升高，可导致动脉粥样硬化及斑块形成，这是心脑血管疾病的独立致病因素。目前中医将脂证之血脉病归于血瘀、痰湿，未作为独立的致病因素，故治疗效果进展缓慢。建议今后从血脂的中医学特点及脂证的致病特点入手，用脂证的中医理论指导临床施治及科学研究。

该病的病因及辨证分析，可参见脂证之血脉病。治疗原则当以"通、透、顺、行"为第一要务，根据辨证特点施治，并兼活血或化湿祛痰之法。方剂可选用通脉

调脂汤。"一味丹参，功同四物"。方中取丹参通脉活血化瘀之义。薤白、瓜蒌顺气宽胸，通上焦之滞。桃仁、红花活血化瘀。牛膝活血兼补肝肾，沟通上焦脂类化入肾脏。桔梗载药上行，沟通上下焦，使之通畅，并佐制他药均降其沉重之性。香附、地龙理气走窜，透邪外出，通而为用。

案例：颈动脉硬化合并斑块形成

王某，男，64 岁，退休。平时有高血压及高脂血症，半年前偶感头晕，到医院进行颈动脉超声检查，发现颈动脉硬化合并斑块形成，斑块约 3mm×2mm，无明显颈动脉狭窄。长期口服降压药，血压稳定，曾口服阿司匹林片 1 天 100mg，阿托伐他汀片 1 天 20mg，共半年。复查斑块，大小稳定，仍无狭窄，但肝功能出现异常，转氨酶升高，西医嘱停阿托伐他汀片。求诊其他西医医院，告知无手术指征，嘱其肝功能正常后继续终生口服他汀类药物。患者因畏惧颈内动脉破裂导致脑梗死前来就诊。

患者诉近期胃纳欠佳，余无其他不适，希望停服阿托伐他汀期间口服中药。症见患者面色黧黑，肌肤甲错，舌紫暗，舌下脉络瘀紫，脉沉弦。辨证属脂证之血脉病，血瘀脉络。治以活血化瘀，行气通络。

拟方：丹参 15g，薤白 15g，瓜蒌 10g，桃仁 6g，桔梗 10g，红花 6g，怀牛膝 15g，香附 10g，蒲黄 10g，炒地龙 15g。14 剂，水煎服，1 日 1 剂。嘱继续口服阿司匹林片及降压药，半个月后复诊。

服药 14 剂后复诊。诊见面色已有光泽，面黑好转，舌仍紫暗，舌下脉络瘀紫减轻。复查颈动脉斑块大小未变，肝功能已正常。患者自觉肌肤荣润，胃纳好转，要求继续口服中药巩固。因颈动脉斑块未减小，原方加水蛭，烘干研粉，每次 2g，装胶囊吞服，以增强破血逐瘀之功。服药 3 个月后，复查颈动脉硬化，斑块消失。嘱停药观察，平素积极锻炼，饮食以素食为主。1 年后复诊，斑块仍未见。

按：本案中医诊断为血瘀证，属瘀血阻滞脉络。因血瘀日久，无以荣养灌溉周身，故皮肤粗糙、面色黧黑。口服他汀药物后导致肝功能异常，中医辨证为瘀血阻肝，肝血阻滞，肝失调达，又导致脾胃运化不畅，故出现转氨酶升高、胃纳欠佳。《妇人大全良方》云："瘀血成块，坚而不移，名曰血瘕。"颈动脉斑块即为"坚而不移致血瘀"。本案所用方药皆为活血化瘀行气之品，药后血瘀症状好转。但瘀血已久，非草木之药可除，故加水蛭血肉有情之品，增强破血消瘀之功，从而达到了去除颈动脉斑块的作用。

第三节　疏、行、清、开论治脂肪肝

　　肝藏血、主疏泄。而血脂属血，故肝为除血脉之外，营血特别是血脂储存较多的脏腑。由于血脂性黏腻，易附着，故而一旦肝失疏泄，血脂滞于肝脉，便会附着于肝脏，阻碍肝之疏泄功能，出现纳差、乏力、上腹胀满等症。若附着日久，肝气疏泄失司，肝经闭塞，新血无以顺经络养肝荣肝，陈血滞于肝脏化为血瘀，则可出现肝脏失荣而萎缩、瘀血成瘀而硬化，即西医学之肝硬化。

　　该病的病因及辨证分析，可参见脂证之肝病，治疗原则当以疏为用，以行为法，以清为辅，开其之闭，通其经络。方剂可选用疏肝调脂汤。方中柴胡疏肝解郁，是为主药，但柴胡偏燥，善劫肝阴，量不易过大，否则有疏肝有余反伤肝阴之弊。白芍为臣，柔肝缓急，与柴胡配伍，防其伤肝，量宜柴胡之倍，因肝为将军之脏，虽喜调达但恶燥。治疗时应讲究"疏肝用之以柔"。川芎行气活血；香附行气止痛；炒枳壳开肝脂之闭塞，理气通滞；荷叶、菊花轻疏调达，清肝脂之郁热；甘草和中，调和诸药。

　　案例：单纯性脂肪肝

　　刘某，女，58 岁，退休。每年体检有脂肪肝多年，但因血脂正常一直未服药。来院就诊时，B超提示脂肪肝。查肝功能正常。患者腹大而软，伴胁满胀痛，嗳气善太息，口苦，舌红，苔少，脉弦。辨证为脂证之肝病。

拟方：柴胡9g，炒白芍15g，菊花15g，荷叶15g，炒枳壳15g，川芎15g，陈皮12g，香附12g，甘草6g。14剂，水煎服，1日1剂。

服药14剂后复诊。患者诉胁满胀痛、嗳气善太息、口苦均好转。嘱继守原方口服1个月，饮食以素食为主，减少饭量，每日坚持慢走1小时以上。

1个月后复诊，体重减轻约3kg，上述不适症状消失，B超复查脂肪肝好转。嘱停药，继续维持素食及锻炼半年。

半年后复查，脂肪肝已治愈。

按：本例为单纯性脂肪肝，不伴有血脂升高及肝硬化。其症状如胁满胀痛、嗳气善太息均为病之在肝，肝失疏泄条达。辨证属肝郁气滞。脂证之病多由饮食、运动等生活习惯不佳导致，故药物治疗好转后，虽停药仍需长期坚持素食及锻炼，控制体重，巩固疗效，防止复发。

第四节　养血消脂论治脂溢性脱发

脂溢性脱发又称雄激素性脱发，临床多表现为头发油腻、多屑、瘙痒，额颞区及顶部渐进性脱发，是皮肤科常见病。遗传易感性和头皮毛囊局部雄性激素代谢异常是导致本病发生的主要原因。同时与长期精神紧张、饮食失调、心理状态失衡、病菌感染等因素有关。本病男女均可发病，男性发病率高于女性，多为中年以后发病。西医学认为，正常皮脂腺分泌的皮脂通过毛囊排出，若皮脂分泌增多，则可造成毛发根部机械性压迫，从而影响毛囊口表皮的正常生长，使毛囊口角化过度，形成栓塞，影响毛囊营养，致毛囊逐渐萎缩、毁坏，而形成脱发。

本病《黄帝内经》称"毛拔""毛坠"，《难经》称"毛落"。脂溢性脱发也可以用脂证的病理特点得到解释。中年以后，肝肾逐渐亏损，阴虚而阳盛，阴无以制阳。"发为血之余"，血脂异常，郁积血脉，郁而化热，热则耗气伤津，耗伤血液，导致毛发无血营养，而形成脱发。而热为阳邪，其性炎上，头乃"诸阳之会"，阳经均会于颠顶，故脂溢性脱发则发生在头部，四肢体表毛发及胡须不受影响，一般无脱落，甚至较为旺盛。该病以肝肾的脂代谢异常为主，多伴血热或肾阴亏虚。

治疗脂溢性脱发重在养血消脂，故用药需以清血热、养阴为主，辅以补益肝肾之品，并稍佐风药，载药上行至头部至阳。清热凉血，宜选生地黄、当归、栀子、黄芩；健脾可用茯苓、白术等；补肾可选何首乌、女贞子等。头为诸阳之会，川芎善入阳经，且有行气活血之效，可通利诸阳经脉，并防止养阴之药滋腻之过；佐以防风、荆芥、桔梗，借风药升散轻灵之性，可起载药上行、清利颠顶阳热之效。另外，肝主藏血，血热当疏肝解郁，稍佐少许川楝子、柴胡、郁金等疏肝理气之品。诸药合用，是为"生发调脂汤"。

案例：脂溢性脱发症

吴某，男，33岁，工人。1年前出现头油加重，额头以上发量减少，发际线增高，曾在西医院就诊，嘱口服非那雄胺。患者担心服后导致阳痿等副作用，而求治于中医。

诊见面部及头皮均油垢，诉每日均需洗头，否则头发油腻难耐。平时喜晚睡，经常熬夜看手机，即使早睡亦虚烦不眠。额顶发际线较常人为高，发量减少，偶尔腰酸，舌尖红，苔薄黄，脉数。辨证为脂证之皮毛病，病机为肝肾虚热，血热伤阴，肝阴不足。治以补肝肾，凉血养血。

拟方：生地黄15g，当归15g，焦栀子15g，黄芩10g，茯苓15g，白术15g，制何首乌15g，炒女贞子15g，川芎15g，防风15g，荆芥10g，桔梗10g，川楝子6g，郁金10g，枇杷叶30g，荷叶15g。7剂，水煎服，1日1剂。

嘱服药期间禁食辛辣，尽量早睡，节制房事。

服药 7 剂后复诊。患者诉虚烦不眠好转。嘱继服原方 14 剂。服药后复诊，头面出油明显减少，可隔日洗头 1 次。发量未见减少，但亦无增多。腰酸未发，睡眠好转。嘱因需长期口服，将上方研粉装胶囊，每次 6g，1 天 3 次，口服半年。后复诊，患者头顶部有绒毛细发长出。1 年后复诊，脱发完全停止。

按：本案患者虽有脱发，但未出现秃顶，故头皮毛囊经中药补益肝肾、凉血养血治疗后症状能够改善。脱发要早治，因为中老年男性大面积秃顶，中药治疗往往难以获效。治疗脱发一定要注意补血、养血、清热，同时注重补益肝肾，培元固本，并避免熬夜伤阴耗血，也要节制房事，如此方可根治。

第五节 宣肺为本、清热为用论治
痤疮及脂溢性皮炎

痤疮是一种严重损容性甚至毁容性毛囊皮脂腺疾病，好发于额部及胸背部等机体富含皮脂腺的部位。临床常见症状为粉刺、丘疹、脓疱、结节、囊肿等多种类型的皮疹，多伴有皮脂溢出，病变处伴瘙痒或疼痛。中医学称"粉刺"，属"肺风粉刺"。《医宗金鉴·外科心法要诀》阐述了痤疮形成的原因和症状表现，并指明了痤疮的治疗方法。其认为，痤疮形成的原因是"肺经血热"，常"发于面鼻"，形状如"黍屑"，色红肿痛，"破出白粉汁""日久皆成白屑"。

脂溢性皮炎是指多发生于皮脂腺丰富区域，如面部、头皮的一种常见的皮肤科疾病。临床多见皮肤油腻、脱屑、红斑，并伴不同程度的瘙痒。《医宗金鉴·外科心法要诀》记载有"面游风"，曰："此证生于面上，初发面目浮肿，痒若虫行，肌肤干燥，时起白屑，次后极痒，抓破，热湿盛者流黄水；风燥盛者流血，痛楚难堪。由平素血燥，过食辛辣厚味，以致阳明胃经湿热受风而成。"《外科大成·面部》云："面游风，初发微痒，次如蚁行，面目俱浮，更兼痛楚，由阳明壅热所致。宜凉膈汤加升麻、葛根、羌活、防风、白芷、牛蒡子之类，外敷祛风换肤之药。"《外科真诠》记载："白屑风初生发内，延及面目，耳项燥痒，日久飞起白屑，脱去又生。由肌热当风，风邪侵入毛孔，郁久燥血，肌肤失养，化成燥症也。"

痤疮是由于血脂代谢异常，特别是毛发表皮的油脂不能排出皮肤毛孔，郁而化热导致皮肤生疮、肿胀、疼痛、破溃甚至流脓感染的疾病。该病属于脂证之皮毛病，以肺经脂代谢异常为主，因脂滞肺经，阻其宣发，久而化热，甚者生瘀生湿，然病因仍以肺经郁热为主。

　　肺为华盖之腑，主宣发。肺在体合皮毛，故皮毛之病，其内因在脏，责之于肺，故治疗脂溢性皮炎重清肺消脂，以枇杷叶清肺饮为主方加减。方中枇杷叶、桑叶、桑白皮宣肺清热；黄芩入肺经，清热解毒；金银花、连翘质轻，辛温宣肺，与黄芩之凉相制，防寒凉伤肺，致脂内陷化瘀；川楝子疏肝调脂，入肝肺之经，而沟通上下表里；白花蛇舌草清热解毒；少佐麦冬，入肺肾经。肾主纳气，滋阴补肾润肺，防诸药过燥而伤皮毛。诸药合用，共奏清热润肺调脂之功。该方可随病情进行加减，如便秘甚可加大麦冬之量，或加少许决明子、大黄，但慎用桃仁、核仁等过于油性润肠之品；如无便秘，且为寒证，可去白花蛇舌草、黄芩，佐少量焦山楂、干姜温脾肺，助运化。诸药合用，是为"宣肺调脂汤"。

　　案例：痤疮

　　郭某，女，13岁，学生。半年前面部出现痤疮，曾使用抗痤疮洗面奶及护肤品，痤疮此起彼伏，连绵不断。平素大便燥结、数日一行，有口臭。诊见额头、脸颊、口周多处丘疹，部分破溃，有白色脂样脓液渗出。双胁胀满不适，咽干，舌尖红，苔薄黄，脉数。辨证为脂证之皮毛病。病机为肺经郁热，肝失疏泄。治以宣肺清热，兼以疏肝解郁。

拟方：枇杷叶 20g，黄芩 15g，桑叶 15g，桑白皮 15g，金银花 15g，连翘 15g，麦冬 12g，川楝子 10g，白花蛇舌草 30g，鱼腥草 30g。14 剂，水煎服，1 日 1 剂。嘱服药期间禁食辛辣，每日清水洗面，勿用洗面奶及护肤品，防止刺激皮肤。

服药 14 剂后复诊。患者面部油腻好转，仍有少许新出痤疮。嘱继守原方 14 剂。药后复诊，面部痤疮明显减少，少有新发。双胁无胀满不适，故停川楝子；仍便秘，加酒大黄 6g，润肠通便，清理肺热。继服 14 剂。

药后无新发痤疮，面部大部分痤疮消失，大便通畅。停用酒大黄、鱼腥草、白花蛇舌草，防止过于寒凉伤及阳气，加地龙 15g，以走窜之力透达皮肤，继服 14 剂。

药后症状好转，嘱停药。

按：本例患者有典型的肺热壅盛症状。肺与大肠相表里，故肺热壅盛可导致便秘、口臭。治疗遵"肺在体合皮毛"原则，以宣肺清热为主。需要注意的是，即使便秘，酒大黄不宜久服，以防止伤及阳气。治疗的同时，嘱患者勿使用护肤品，以防止护肤品堵塞毛孔，导致皮肤宣发不司。可以说，保持毛孔通畅是治疗本病的重要环节。

第六节 以调为纲论治多囊卵巢综合征

多囊卵巢综合征是年轻女性较为常见的一种内分泌代谢紊乱疾病。有报道称，该病在育龄女性的发病率超过5%，临床以高雄激素血症、月经稀发或闭经、肥胖、胰岛素抵抗、不孕为主要表现。本病不仅是一种卵巢功能异常为主的妇科内分泌疾病，更是一种涉及肥胖及血糖、血脂代谢相关的全身代谢性疾病。但肥胖及血脂异常目前仍未被西医纳入诊断标准。可见西医学对本病的发病原因尚不十分清楚，治疗效果也欠佳。

临床诊疗中发现，该病容易影响心血管系统，然而很多患者是因为月经稀少或闭经、不孕等而就诊的，经检查后才确诊。中医讲"望而知之为之神"，其实多囊卵巢综合征一般从患者体形上即能看出端倪。形体肥胖、毛孔粗大，多伴有面部痤疮，颈部可见"黑棘皮征"，部分伴有男性化、心理障碍、高血脂、高血糖、脂肪肝等。患者多为年轻女性，50岁以上就诊者十分少见，且相关研究较少，故多囊卵巢综合征以肥胖、闭经、不孕为主症，伴有典型的体形、外貌表现，即可考虑本病。

《素问·上古天真论》说："女子七岁，肾气盛，齿更发长；二七天癸至，任脉通，太冲脉盛，月事以时下……七七任脉虚，太冲脉衰少，天癸竭，地道不通，故形坏而无子也。"说明女子月经与肾气、气血关系密切。治疗时应以整体观念为主，注重调和气血，滋养肝肾，运气健脾，调畅情志，根据月经周期阴阳气血变化规律予以施治。一是调和之法应与月经相合，即中药之人工周期疗法。一般来讲，经血止后以养血调经、滋肾填精为主；月经期以补肾活血、促进排卵为主；经前期以活血化瘀、通经为主。二是调经期间除了分期、分型论治，还需分年龄论治。青春期因肾精未实、肾气未充，治疗多注重肾虚；育龄期则注重肝肾；更年期肾气衰退，真阴亏损，肝阳偏亢，以气血紊乱为主，多属阴虚内热；有生育要求者，注意调经助孕。"龙江百灵女科"之韩延华和"浙江陈木扇女科"之陈学熹治疗本病多以调为主，包括调和气血、调养肝肾、调脾助运、调畅情志。

一、调和气血

《素问·调经论》曰："气血不和乃百病变化而生。"《陈素庵妇科补解·调经总论》曰"女子以血为主""冲为血海，调十二经脉之海，诸经之血皆会于此"。如月经后期精血耗损，冲任不足，可用玉竹、熟地黄等养血补肾填精；经期真阴渐盛，由阴转阳，可用当归、川芎、赤芍、川牛膝等理气活血通络；经前期阳气逐渐旺盛，可加用白芍、白术、香附、木香等健脾行气，调和气血；行经期冲任通盛，血海充盈，可重用川牛膝、桃仁、红花、丝瓜络、丹参等因势利导，引血下行。选方用药时需注意忌苦寒药物，以免伤及阳气；忌辛热药物，避免耗损真阴精血；慎用攻伐药物，避免引起气血亏耗，故多囊卵巢综合征患者不宜使用大剂量破血逐瘀药及过于辛热苦寒药，如三棱、莪术、乳香、没药、附子等，宜使用平和之品，调整脏腑、气血或邪正之间的关系，缓慢取效，使机体逐渐达到脏腑协调、气血流畅和阴阳平衡的状态。

二、调养肝肾

肝为五脏之一，其性属木，其母为水，其子为火。水为阴火为阳，水火为阴阳之征兆，木介于水火之间，为阴尽阳生之脏。阴阳统一之体，集矛盾于一身，故其病理变化错综复杂，除本脏受病外，往往波及他脏，尤以肾脏首当其冲。肝藏血，肾藏精，乙癸同源，精血互根而为月经的物质基础。肝血必须依赖肾精滋养，只有肝血充盛，使血化为精，肾精才能充盈，精血互生，肝肾互相滋养方能维持动态平衡。肾主生殖，为天癸之源，冲任之本。《傅青主女科》云"经水出诸肾"，认为肾在女性生殖系统中处于至关重要的位置，因此肝肾不足所导致的冲任功能失调常常贯穿于多囊卵巢综合征的始终。肾阴是卵子发育成熟的前提条件和物质基础，肾阳是鼓动卵子生长发育和促其排出的内在动力，同时也是鼓舞肾阴生长的不竭源泉。若肾阴不足，则精血化生乏源，卵泡发育迟缓或无优势卵泡形成。同时肾阴不足，水不涵木，可致肝阴不足，肝阳偏亢，从而导致肝不藏血。若肾阳不足，命门火衰，一则不能鼓舞肾阴的生化和滋长，二则不能推动气血运行，导致气血运行不畅，瘀滞冲任胞脉，排卵无力，临床多表现为月经后期、月经稀发甚至闭经。肾中阴阳平衡协调，才能维持机体功能正常。临床可使用淫羊藿、龟甲、鳖甲滋养肾阴；淫羊藿配鹿角霜可温肾阳，使卵泡能发育成熟；白芍、龟甲配鳖甲可滋肝肾之阴，以阴中求阳，鳖甲还能软坚散结，使卵子顺利排出。诸药合用，在促排卵方面发挥着重要作用。多囊卵巢综合征患者病史多久远，单纯的肾阴、肾阳亏虚较为少见，临床多以肾阴、肾阳皆亏虚的肾中阴阳失调多见，若单一补阴或补阳，力恐不及，故当遵循张景岳"善补阳者必于阴中求阳，善补阴者必于阳中求阴"的原则，以阴阳平补作为滋养肝肾的第一要旨。

三、调脾助运

多囊卵巢综合征患者多有面部痤疮、肥胖、带下量多、毛发偏多、肢体倦怠、舌苔厚腻等痰湿阻滞的表现。因脾为生痰之源，脾虚不能运化水谷精微而生痰湿；湿蕴肌肤则皮肤粗糙、面部痤疮；脾失运化而发为痰饮，若溢于肌肤则致肥胖，阻于胞脉则致闭经不孕。治疗上当健脾佐以化痰为先，可使用苍术、半夏、陈皮、茯苓、郁金等化痰药物，但用量宜轻。

四、调畅情志

多囊卵巢综合征患者多为两类，一类为青年学生，多因学习紧张、饮食单一、作息不规律、盲目减肥、承受升学的压力所导致；另一类为多处求治无效而有生育要求的育龄期女性，因承受家庭不理解和工作环境的双重压力，认为该病是不治之症，长期处于紧张、焦虑、抑郁、恐惧等不良情绪中，从而导致疾病的发生。陈修园《女科要旨·种子》曰："妇人无子，皆由经水不调。经水所以不调者，皆由内有七情之伤、外有六淫之感，或气血偏盛、阴阳相乘所致。"故本病的治疗必须结合体质、饮食、情志等多方面因素，强调身心同治，以提高疗效。临证需注意消除患者不必要的顾虑和担心，使其心情舒畅，积极配合治疗；并注意饮食调养，勿食辛辣肥甘之品；尽量早睡早起，以免阴阳失衡；坚持适量的体育运动，以促进气血流通，减轻体重，增强体质。对于情志抑郁的患者，应深入谈心，找到抑郁的原因，给予针对性疏导，从而达到疏肝解郁的目的。

第七节　祛除痰瘀、养阴清热论治代谢综合征

　　代谢综合征是一组以肥胖、高血糖（糖调节受损或糖尿病）、高血压及血脂异常（表现为高甘油三酯血症和/或低于正常水平的高密度脂蛋白胆固醇血症）集结发病的临床证候群，可归于脂证之热浊病。高血脂和运动减少是导致本病发生的主要原因，胰岛素抵抗、脂质损伤、炎症反应、氧化应激、自主神经调节紊乱是其病理机制。有证据表明，代谢综合征患者是发生心血管疾病的高危人群。与非代谢综合征人群相比，其罹患心血管病和糖尿病的危险均显著增加。目前，国际上有关代谢综合征组分中的高血糖、高血压及血脂异常的判断已基本达成共识。

　　目前，西医学对于代谢综合征的治疗主张控制饮食、适量运动，并根据患者的临床表现给予相应的对症治疗，如控制血糖、血脂，抗动脉硬化等。然而其疗效、作用机理及其副作用尚存在诸多争议，中医治疗本病有着独特的优势。

《素问·通评虚实论》说："凡治消瘅仆击，偏枯痿厥，气满发逆，甘肥贵人，则高粱之疾也。"其论述与代谢综合征易出现心脑血管疾病的症状基本符合。《素问·奇病论》云："此肥美之所发也，此人必数食甘美而多肥也。肥者令人内热，甘者令人中满，故其气上溢，转为消渴。"证明脂证的出现易化热，可导致消渴证的出现，与西医学的代谢综合征出现糖尿病的研究结果一致。

本病亦是脂证致病，清气不升、浊气不降，浊附肝脾肺脏乃致发病。该病是本虚标实，虚在肝脾肺，实在内热，内热又可化生痰瘀。脾为后天之本，肾为先天之本，脾在体合肉，主四肢。脾失健运，精微化生不利，清阳不布，易生湿生痰。肺为上焦，主行水及一身之气。肾主水液，主藏精，肺肾相合，可使全身水液运行通畅，散布精微至全身。久病必生痰生瘀，故治疗应以健脾补肾、宽胸理气为本，兼顾化瘀祛湿。方选祛浊调脂汤。方中人参益气健脾；茯苓、苍术健脾祛湿；炒枳壳、厚朴、陈皮健脾行气；泽泻、天花粉入肾精，养阴清热生津；瓜蒌、薤白宽胸理气；丹参、红花、川芎、蒲黄活血化瘀。

案例：代谢综合征

赵某，女，62岁，农民。患者从40多岁起形体逐渐肥胖，因无不适一直未就诊。3个月前健康检查发现空腹血糖、血脂、尿酸均升高。在某西医院就诊，查糖化血红蛋白7%，空腹血糖8.2mmol/L，甘油三酯2.10mmol/L，低密度脂蛋白胆固醇4.93mmol/L，尿酸458μmmol/L。诊为代谢综合征。给予二甲双胍片、瑞舒伐他汀片口服。服药3个月后，患者感恶心纳差，查肝功能异常，嘱停服瑞舒伐他汀半个月后复查。患者自觉无好转，而求中医调理。

诊见患者身短而胖，胸脘闷不舒，口黏腻喜饮，心烦，乏力，喜卧，纳差，便溏，舌紫淡胖，脉沉滑。辨证为脂证之浊病。病机为脾肾亏虚，痰瘀蕴热。

拟方：人参9g，茯苓15g，苍术15g，炒枳壳15g，厚朴15g，陈皮12g，泽泻12g，天花粉15g，瓜蒌15g，薤白15g，丹参15g，红花15g，川芎15g，蒲黄15g。7剂，水煎服，1日1剂。嘱素食为主，忌肥甘油腻食物，每日慢走1小时以上。

服药7剂后复诊，诉胸闷、便溏均缓解，纳差好转，复查肝功能正常，要求继续服中药。

上方加葛根15g，荷叶15g，清热，以助阳气升发。28剂，服法同前。

1个月后复查，糖化血红蛋白6.9%，空腹血糖7.8mmol/L，甘油三酯1.96mmol/L，低密度脂蛋白胆固醇3.25mmol/L，尿酸416μmmol/L。继服上方两个月。

药后复查，血糖、血脂均恢复正常。

按：本例患者肥胖日久，久病易生痰湿瘀。痰瘀阻碍阳气运行及脾胃气机，故见乏力、胸闷纳差。津液运行不畅，痰湿阻滞中焦，故见口黏腻喜饮。脾虚导致便溏，肾阴虚而心烦，故治疗上既要考虑祛除痰瘀，还要兼顾脾肾，养阴清热。用药加入助清热升发之品后效果更佳。本病的发生与生活习惯密切相关，科学饮食和运动有助于药力更快起效。为避免复发，需定期复查，养成良好的生活习惯。

第六章 脂证的中药治疗

第一节 概 述

一、脂证治疗选药注意

针对脂证的致病特点，选药时应注意如下事项。

1. 尽量避免使用寒凉、重镇之品

药如生石膏、朱砂、生赭石等。因脂证性黏腻、重浊，而寒主收引，故易使血脂更易黏腻而凝固。而重镇之品可加重其重浊沉降之性，更易黏附血脉等处，从而使病情加重，甚至化生新病。

2. 滋腻补阴之品不宜过多

药如熟地黄、山茱萸、阿胶等。脂证属阴邪，易阻滞气机，若滋腻之品偏多，一则易阻碍中焦脾胃之运化，不利于脂质的转化代谢；二则易阻滞气机之运行；三则易使脂证化湿、生痰生瘀速度加快。如遇阴虚之象不得不使用滋阴之品时，需同时加入健脾（如白术、茯苓）、行气（如陈皮、木香）、温阳祛湿（如桂枝、干姜）之药，以减轻滋阴药的滋腻之性。尤其需要指出的是，并非滋腻之品一概慎用，也需辨证灵活应用，如黄精，适用于胃纳较好的脂证患者，取其滋腻碍脾的特点，以降低患者食欲。饮食的适当控制，既可减少脂质的摄入，也有利于血脂恢复正常。

3. 慎用性燥之品

药如鹿茸、附子等。因血脂属阴、性黏腻，温燥之品存在易伤阴、耗血妄行之弊，兼温热可炼液成痰、成瘀，更易阻塞血脉、经络，故应慎用。如必须使用，需佐以养阴性平或性稍凉之药，以制其燥性。

二、脂证治疗用药适宜

1. 宜选用味辛、轻扬开透之品

因味辛能散能行，轻扬开透能透浊外出，可散重浊黏腻之性，药如桔梗、连翘、荷叶、竹叶、薄荷等。

2. 宜选健脾行气、温阳祛湿之品

脾为后天之本，位于中焦而承上启下。脾气行则气血行，加之脾脏喜燥恶湿、喜温畏寒，故使用健脾行气、温阳祛湿之药，可防止血脂过于滋腻而阻碍脾之运化；且温药可助阳化湿，使湿自除。健脾行气药如白术、陈皮、木香等；温阳祛湿药如茯苓、苍术、蔻仁、薏苡仁等。

3. 宜加通脉通络之品

因血脂循行于血脉，宜行不宜停，脉道的通畅有利于血脂的运行顺畅及顺利排出，药如薤白、通草等，也可选用走窜通络之虫类药，取其走窜通达之功，药如蜈蚣、地龙等。

4. 宜加活血化瘀之品

血脂属阴，为营血成分之一。凡血之病，治以流畅通顺为要，如停而不动则成血瘀。故凡血脂异常之证，宜选性平质轻之活血化瘀药，如丹参、桃仁、红花等。

5. 宜佐运化之品

脾胃乃气血生化之源，精血产生有赖脾胃运化。临证宜佐以山楂、神曲等，以助运化。但需明确，此药只能作为佐药使用，因量大会导致胃纳增多，反可致脾胃负担加重，甚至肥胖。

总之，调脂之药的选择，需遵循血脂的中医学特点。同时需辨证论治，判明脂证的出现是在血脂生成、运行、代谢过程中哪一个环节出现了异常，有针对性地予以干预，即治病求本，如此方可获得较好的疗效。

第二节　调脂类药物

一、调脂类药物的化学分类

有学者参考历年医药专著及杂志，统计出具有降血脂作用的中药达到 130 多种，分属 70 余科，降脂的有效成分有 40 多种。

（1）皂苷类：如绞股蓝、人参、柴胡、三七叶、刺五加叶等。

（2）蒽醌类：以蓼科、豆科植物居多，如大黄、何首乌、虎杖等。

（3）黄酮类：如山楂、银杏、葛根等。

（4）生物碱类：如荷叶、川芎、北豆根等。

（5）挥发油及脂肪油类：如月见草、中华大蒜、火麻仁、沙棘等。

（6）多糖类：如枸杞子、灵芝等。

除上述降脂活性成分外，近年来的研究结果显示，尚有少数固醇类、萜类等化合物有一定的降脂作用。随着对单味药物研究的不断深入，这个数字还在增加。由此可以看出，中药的成分极其复杂，药理作用也是多靶点、多途径的。其作用机理概括起来有以下几个方面：①抑制外源性脂质的吸收。②抑制甘油三酯、胆固醇内源性合成。③影响脂类体内代谢。④促进体内胆固醇的排泄。⑤抑制血小板聚集，改善血液流变学异常。⑥抗脂质过氧化，清除自由基，调节脂质代谢。⑦调控血脂相关基因表达，纠正脂质代谢紊乱。

二、常用的调脂类中药

药理研究结果显示，常用的调节血脂的药物有如下几类。

1. 补益肝肾类

药如何首乌、女贞子、枸杞子、灵芝、冬虫夏草、刺五加叶、桑寄生等。

2. 健脾理气类

药如人参、绞股蓝、陈皮、甘草、山楂等。

3. 活血化瘀类

药如蒲黄、当归、虎杖、牛膝、姜黄、三七、川芎、银杏叶等。

4. 清热解毒类

药如马齿苋、黄芩、黄连、柴胡、漏芦、菊花、荷叶、葛根等。

5. 泄热通腑类

药如大黄、决明子、虎杖等。

6. 祛湿化瘀类

药如半夏、海带、泽泻、月见草、沙棘等。

可见，许多中药有降低血脂的作用，但在药效上却各有侧重。如果将有降脂作用的中药堆积使用，而不是按照中医理论辨证有机使用，则难以达到满意的临床效果。所以，只有将中医理、法、方、药结合起来，辨证论治使用这些中药，才能取得更好的临床疗效，才能有效降脂。

第三节　脂证治疗方剂——七大调脂汤

脂证之为病，可化生多种疾病。究其本源，可波及五脏，可累及六腑、三焦，可致气血不畅，可阻塞经络脉道等。故脂证之方剂，不是单一的，需针对不同病因，立方组药。脂证重在调，故据其病因，我们首创"七大调脂汤"。

一、益气调脂汤

组成：黄芪、白术、陈皮、人参、柴胡、升麻、当归、连翘、桔梗、薄荷。

主治：气虚脂证。

适应证：血脂升高，神疲乏力，面色㿠白，精神萎靡，少气懒言，动则喘息，舌淡苔白，脉沉细。

方解：黄芪、人参补中益气，宗气足则脂不滞，通达经络脏腑，使其入脾肾而运化；白术健脾，助血脂运化代谢；当归补血活血，与黄芪、人参合用，取其补气补血之意；柴胡和解少阳，沟通表里，使血脂运行通畅，内外合奏，化脂为精；桔梗、升麻引药上行，助下焦滞留之血脂升至中焦运化，防止血脂之重沉于下焦；陈皮行气健脾燥湿，助中焦运化，防其留滞不行；连翘、薄荷轻宣上焦，透血脂由里至表，助肺经宣泄。诸药合用，补泻有度，共奏补气化脂之用。

方歌：益气调脂参术芪，当归柴胡翘陈皮，

升麻桔梗加薄荷，少气懒言脉沉细。

二、通脉调脂汤

组成：丹参、薤白、瓜蒌、桃仁、桔梗、红花、牛膝、香附、蒲黄、炒地龙。

主治：脂证之血脉病。

适应证：血脂升高或不高，超声或数字减影血管造影（DSA）提示动脉血管可见脂质沉积导致的动脉粥样硬化性斑块，甚至血管狭窄，可伴有胸闷胸痛，持续或反复头晕，可伴唇甲紫暗，手足冰冷苍白，趺阳脉按之不显等，舌暗红，苔少，脉涩或结代。

方解：一味丹参，功同四物，取其通脉活血化瘀之义；薤白、瓜蒌宽胸理气，通上焦之滞；蒲黄、桃仁、红花活血化瘀；牛膝活血兼补肝肾，沟通上焦脂类化入肾脏，气化而分；一味桔梗载药上行，沟通上下焦之通畅，佐制其他药物的下降、沉重之性；香附、地龙理气而走窜，通而为用。

方歌：通脉调脂用丹参，瓜蒌薤白红桃仁。

桔梗牛膝龙香蒲，脂性斑块全化分。

三、疏肝调脂汤

组成：柴胡、炒白芍、菊花、荷叶、炒枳壳、川芎、陈皮、香附、甘草。

主治：脂证之肝病。

适应证：血脂升高或不高，B超或磁共振提示肝脏可见脂质沉积，甚至肝硬化，可伴有胸胁胀痛，嗳气善太息，上腹胀满或胀痛，口苦，舌红苔少，脉弦。

方解：方中柴胡疏肝解郁，是为主药，但柴胡偏燥，善劫肝阴，故用量不宜过大，否则有疏肝有余反伤肝阴之弊（即西医学的肝功能异常）。白芍为臣，柔肝缓急，与柴胡配伍，防其伤肝，但用量宜柴胡之倍，因肝为将军之脏，虽喜条达但恶燥。治疗时应讲究"疏肝用之以柔"。川芎行气活血；香附行气止痛；陈皮行气健脾，与炒枳壳合用，开肝脂之闭塞，理气通滞；荷叶、菊花轻疏调达，清肝脂之郁热；甘草和中，调和诸药。

方歌：疏肝调脂柴芍菊，枳壳荷叶草芎皮。

香附疏肝兼理气，专治脂郁善太息。

四、益肾调脂汤

组成：炮附子、肉桂、熟地黄、当归、山药、女贞子、枸杞子、桑寄生、泽泻、牡丹皮、茯苓、菟丝子、杜仲、牛膝。

主治：脂证之肾病。

适应证：肾为先天之本，主骨生髓，年老体衰及先天不足者易患该病。本病除可见血脂升高外，甘油三酯及低密度脂蛋白胆固醇均较高。患者可见面色较黑或较暗，骨质疏松，腰膝酸软，畏寒肢冷，夏日亦需身着厚衣，可伴牙齿脱落，耳聋耳鸣。年轻者可伴浮肿，头晕，血压升高，夜尿频繁，腰以下肿甚，舌淡或胖，苔薄或腻兼花剥甚至光剥，脉沉或沉滑、尺脉尤甚。需注意此病需长期服药方可见效，因先天之本的补益非一日之功，仅服数帖难以为效，故其效缓而渐进。

方解：炮附子、肉桂温肾阳，取温肾化气、蒸脂为气之功；熟地黄、山药、女贞子、枸杞子补肾阴，防桂、附之燥，"益水之源，以制阳光"；当归补血活血；牡丹皮活血，且性凉制约桂、附之热；桑寄生、菟丝子平补补肾；泽泻、茯苓入肾经，利水消脂；杜仲、牛膝强腰补肾，补肾髓。

方歌：附桂地黄当归药，女贞枸杞膝寄生。

泽泻丹皮茯菟仲，益肾调脂需久恒。

五、宣肺调脂汤

组成：枇杷叶、黄芩、桑叶、桑白皮、金银花、连翘、麦冬、川楝子、白花蛇舌草。

主治：脂证之皮毛病。

适应证：肺为华盖之腑，主宣发，肺在体合皮毛，故皮毛之病，其内因在脏，责之于肺，故多有面部或躯体生疮、色红，此起彼伏，连绵不断，可伴有大便燥结、数日一行，伴口臭，胁肋部胀满不适，咽干，舌尖红，苔薄黄，脉数。

方解：本方以杷叶清肺饮为主方加减而来。方中枇杷叶、桑叶、桑白皮宣肺，清肺热；黄芩入肺经，清热解毒；金银花、连翘质轻，辛温宣肺，与黄芩之凉相制，防寒凉伤肺，致脂内陷化瘀；川楝子疏肝调脂，入肝肺之经，沟通上下表里；白花蛇舌草清热解毒；少佐麦冬，入肺肾经，滋阴补肾润肺，防诸药过燥而伤皮毛。诸药合用，共奏清热润肺调脂之功。如便秘甚可加大麦冬之量，或加少许决明子、大黄，但慎用桃仁、杏仁等过于油性润肠之品；如无便秘，且为寒证，可去白花蛇舌草、黄芩，佐少量焦山楂、干姜，温脾肺，助运化。

方歌：宣肺调脂治痤疮，杷叶清肺加减方。

寒去芩花加山姜，慎用诸仁秘用黄。

六、生发调脂汤

组成：生地黄、当归、栀子、黄芩、茯苓、白术、何首乌、女贞子、川芎、防风、荆芥、桔梗、川楝子、柴胡、郁金。

主治：脂证之脱发病。

适应证："发为血之余"，血脂异常，郁积血脉，郁而化热，热则耗气伤津，耗伤血液，导致毛发无血之营养，形成脱发。热为阳邪，其性炎上。头乃"诸阳之会"，阳经均会于颠顶，故脂溢性脱发主要在头部，四肢体表毛发及胡须不受影响，一般无脱落，甚至较为旺盛。该病以肝肾的脂代谢异常为主症，多伴血热或肾阴亏虚，症见舌红或干瘦，苔薄黄或甚至无苔，脉数或细数、尺脉尤甚。

方解：方中生地黄凉血养阴；当归补血养阴；栀子、黄芩清疏血热；茯苓健脾利湿；白术健脾益气；何首乌、女贞子补肾养阴；川芎行气活血；防风、桔梗、荆芥疏风养血，载药上行；川楝子、柴胡、郁金疏肝解郁。

方歌：生发调脂生归栀，芩茯术乌芎贞子。

防风荆芥梗川楝，柴胡郁金发长齐。

七、祛浊调脂汤

组成：人参、茯苓、苍术、炒枳壳、厚朴、陈皮、泽泻、天花粉、瓜蒌、薤白、丹参、红花、川芎、蒲黄。

主治：脂证之浊病。

适应证：清气不升，浊气不降，浊附肝脾肺脏，是发病主因。脾失健运，精微化生不利，清阳不布，易生湿生痰，故可见四肢倦怠乏力、胃脘不舒。肺为上焦，主行水，主一身之气。肾主水液，主藏精。肺肾不合，全身水液运行不畅，不能上布精微至全身，可见口渴多饮、小便不利。虚在肝脾肺，实在内热，可见形体肥硕、五心烦热、甚或不寐。随着病程的延长，内热耗气伤津，而见形体渐瘦、舌红、苔黄腻、脉滑数。

方解：方中人参益气健脾；茯苓、苍术健脾祛湿；炒枳壳、厚朴、陈皮健脾行气；泽泻、天花粉入肾经，养阴生津；瓜蒌、薤白宽胸理气；丹参、红花、川芎、蒲黄活血化瘀。

方歌：祛浊调脂参术苓，枳朴陈泻花粉并。

　　　　蒌薤丹参红花合，川芎蒲黄化瘀清。

第七章　血脂异常的中医预防

　　中医在防病方面具有悠久的历史，积累了丰富的经验。早在两千年前就认识到预防疾病的重要性，提出了"治未病"的预防思想。《素问·四气调神大论》说："圣人不治已病治未病，不治已乱治未乱……夫病已成而后药之，乱已成而后治之，譬犹渴而穿井，斗而铸锥，不亦晚乎？"

　　西医主要强调生活方式的改变，包括限制脂肪的摄入，选择富含膳食纤维和低升糖指数的碳水化合物，限制进食，增加运动，把体重降到正常范围，戒烟限酒。酒性湿热，易炼液成痰，现代研究证实，血液中酒精浓度增高可以促使甘油三酯含量上升。中医强调整体观念，讲求"天人合一""形神合一"，故脂证的预防在于调理。

一、顺时调脂

　　《素问·四时调神大论》说："夫四时阴阳者，万物之根本也。故圣人春夏养阳，秋冬养阴，以从其根，故与万物浮沉于生长之门。逆其根，则伐其本，坏其真矣。"顺时调脂是顺应四时阴阳变化，即季节气候变化的规律，从精神、起居、饮食、运动等方面综合调养的养生方法。春季是万物生发的季节，阳气升发，利于人体化生精气血津液，养生应注意养阳，以促进人体的新陈代谢。春季应到户外活动，使阳气畅达，饮食上应避免过食辛辣，因燥热可升阳助火。夏季是万物繁茂的季节，阳旺之时，人体阳气最易发散外泄，故夏季应少动安静。因暑热耗津，易致津亏阳泄，故应适时午睡，以养阴养气，饮食宜微凉而含水较多，以平衡阳气之旺。秋季是万物成熟的季节，阳气渐敛，阴气渐长，故需收敛精气，保精养阴，饮食宜平衡，避免过凉或过热。冬季是万物收藏的季节，阴寒盛极，阳气闭藏，生活需敛阳护阴，以养藏为本，饮食宜偏温热，禁忌过凉，可适当进补一些温补养阴的食物。

二、养神调脂

《素问·上古天真论》指出："恬恢虚无，真气从之，精神内守，病安从来？"强调要保持心态平和、虚怀若谷、清心寡欲的精神境界。精神宁静平和则神安，神安则脏腑气血调和。血脉运行通畅，则血中之脂质不会沉积附着，从而防止脂证的发生。神随气行，调神需动静结合。气血流畅，使人筋骨强劲，脏腑健旺，但运动形式和运动量要因人而异，合理适度，做到"形劳而不倦"，且需循序渐进，持之以恒。《素问·宣明五气》说："久卧伤气，久坐伤肉，久立伤骨，久行伤筋。"活动不足可导致气滞血瘀、脏腑功能低下。但也不能劳力过度，超过机体正常承受能力，反而会消耗气血，损伤形体，过劳则伤气，甚至伤及脏腑。同时，还要注意移情易性。叶天士在《临证指南医案》中指出："郁证全在病者能移情易性。"适当的欣赏音乐、歌舞、戏剧，读书，歌唱，游览名胜，种花垂钓，琴棋书画等，均可陶冶情操，养护精神。

三、饮食调脂

孙思邈在《备急千金要方》中说："食能排邪而安脏腑，悦神爽志以资血气。"故科学的饮食，不仅可以预防脂证的发生，也可以对脂证有一定的治疗作用。

一是要平衡膳食。《素问·脏气法时论》说："毒药攻邪，五谷为养，五果为助，五畜为益，五菜为充。气味合而服之，以补精益气。"古代将所有的药物均称为毒药，意思就是药物治疗疾病，饮食上不能偏嗜，五谷是指稻米、小麦、玉米、高粱、小米等五谷杂粮，五果是指苹果、梨子、柿子、李子、板栗等水果，五畜是指猪、牛、羊、鱼、虾等肉食，五菜是指各类蔬菜。饮食不能仅偏食一物，平衡的膳食是安身之本，有助于机体脏腑气血运行调和。

二是要谨和五味，注意饮食之禁忌。首先是克服饮食的偏热偏寒，嗜食生冷寒凉，易伤脾胃阳气，长期偏食辛温燥热之品，易导致肠胃极热或血燥津伤，故饮食要寒热适中。其次是克服五味偏嗜。五味养五脏，如果长期偏嗜某一食物，或偏咸、偏甜、偏酸等，均可导致脏气偏胜而平衡功能失调，形成"膏粱"之疾。《保生要录》指出，"所好之物不可偏嗜，偏嗜则伤而生疾，所恶之味不可全弃，全弃则脏气不均"。就饮食五味而言，根据五行生克之理，过食酸则伤脾胃，过食苦则伤肺，过食甘甜则伤肾，过食辛辣则伤肝，过食咸则伤心。这与西医学研究发现的过食酸味易导致胃溃疡，过食甜味易发糖尿病（中医谓之"消渴"），过食咸味易导致高血压、冠心病等基本一致。

通过分析可知，血脂的性质特点虽然部分与湿邪、痰、瘀类似，但并非为病邪，而是人体正常的组成部分。血脂的平衡有利于维持人体生命活动，故不能将血脂看作人体内的有害物质而一味地降低或减少。虽然很多现代药理研究发现了不少中药有降脂作用，但使用时不可将所有降脂中药堆积使用。这样不仅可能无临床疗效，而且可能适得其反。因为单纯地追求降脂治疗是不适宜且有伤人体的。西医研究也发现，血脂成分之一的高密度脂蛋白胆固醇有清除甘油三酯、低密度脂蛋白胆固醇的作用，高密度脂蛋白胆固醇水平的降低不利于人体健康。《中国成人血脂异常防治指南》将治疗方式由降脂改为调脂，从循证医学角度证实了本论点。另外，如果血脂异常，不应一概地看作是痰湿、血瘀。特别是在疾病初期，如果马上予以化痰祛湿或活血化瘀治疗，有可能造成治疗太过而伤及正气，影响气血、脏腑的正常功能。此时需辨证论治，在调节饮食、劳逸适度的基础上，通过四诊合参，辨证施治，相应地调理气血、脏腑功能。气虚予益气、血热予清热、脾虚予健脾、肝郁予疏泄、肾虚予补肾等，通过恢复血脂的生成、运行、代谢正常功能，而达到调脂目的。如果血脂异常较重、较久，已经化生痰湿、血瘀时，此时再予化痰祛湿、活血化瘀治疗，则不会矫枉过正，而收到较好的疗效。

第八章　调脂达标策略与西医治疗

西医调脂是随着研究的不断深入而变化的。这也是西医不断进步的一个特点——推陈出新。

第一节　概　述

西医学认为，血脂异常治疗的宗旨是防控动脉粥样硬化性心脑血管疾病，降低心肌梗死、缺血性脑卒中或冠心病死亡等心血管病的危险，而且调脂治疗能使动脉粥样硬化性心脑血管疾病患者或潜在患者获益。

血脂异常特别是低密度脂蛋白胆固醇升高，是导致动脉粥样硬化发生、发展的关键因素。大量临床研究反复证实，无论采取何种药物或措施，只要能使血清低密度脂蛋白胆固醇水平下降，就可稳定、延缓，甚至消除动脉粥样硬化病变，并能显著减少动脉粥样硬化性心脑血管疾病的发生率、致残率和死亡率。所以，目前国内外均推荐以低密度脂蛋白胆固醇为首要干预靶点，而非低密度脂蛋白胆固醇，如甘油三酯等作为次要干预靶点。

关于调脂，将其降到什么数值，目前西医尚无定论。部分国外的血脂异常诊疗指南不推荐设定调脂目标值，理由是尚无随机对照研究证据支持具体的血脂治疗目标值是多少，也不知道何种血脂数值目标值能使心脑血管疾病的危险得到最大幅度地降低。目前国内西医设定的调脂目标，主要目的是使医生能更加准确地评价治疗方法的有效性，并能与患者有效交流，提高患者服用调脂药的依从性。从调脂治疗获益的角度来说，长期坚持治疗才是最重要的方式。

国外研究显示，将低密度脂蛋白胆固醇从 1.8mmol/L 降至 1.4mmol/L，能够使心血管事件的绝对危险降低 2.0%，相对危险降低 6.4%，但心血管死亡或全因死亡危险并未降低。提示将低密度脂蛋白胆固醇降至更低，虽然存在临床获益空间，但绝对获益幅度已趋缩小。如果低密度脂蛋白胆固醇基线值较高，若现有调脂药物标准治疗 3 个月后，难以使低密度脂蛋白胆固醇降至基本目标值，则可考虑将低密度脂蛋白胆固醇至少降低 50% 作为替代目标。临床上也有部分极高危患者低密度脂蛋白胆固醇的基线值已在基本目标值以内，这时可将其低密度脂蛋白胆固醇从基线值降低 30% 左右。

第二节　调脂达标策略

20 多年来，多项大规模临床试验结果显示，他汀类药物在动脉粥样硬化性心脑血管疾病一级和二级预防中均能显著降低心血管事件（包括心肌梗死、冠心病死亡和缺血性脑卒中等）危险。他汀类已成为防治这类疾病最为重要的药物。所以为了调脂达标，临床上应首选他汀类调脂药物。然而，如何合理有效使用他汀类药物则存有争议。新近国外有指南推荐临床上起始就使用高强度（相当于最大允许使用剂量）他汀类药物，但在中国人群中，最大允许使用他汀剂量的获益递增及安全性尚未能确定。

研究表明，采用完全相同的他汀药物和剂量，中国人群比欧洲人群可以达到更低的低密度脂蛋白胆固醇水平。中国血脂异常调查（dyslipidemia international survey – China，DYSIS – CHINA）研究结果显示，加大他汀剂量并未使低密度脂蛋白胆固醇达标率增加。中国急性冠脉综合征强化降脂（China intensive lipid lowering with statins in acute coronary syndrome，CHILLAS）研究结果未显示高强度他汀在中国急性冠脉综合征（acute coronary syndrome，ACS）患者中能更多获益。在中国人群中，安全性是使用高强度他汀类药物需要关注的问题。越来越多的研究表明，高强度他汀治疗伴随着更高的肌病及肝酶上升风险，而这在中国人群中更为突出。心脏保护研究2-治疗高密度脂蛋白以降低血管事件（heart protection study 2 - treatment of HDL to reduce the incidence of vascular events，HPS2 - THRIVE）研究表明，使用中等强度他汀药物治疗时，中国患者肝脏不良反应发生率明显高于欧洲患者，肝酶升高率（大于正常值上限3倍）超过欧洲患者10倍，而肌病风险也高于欧洲人群10倍。目前，尚无关于中国人群高强度他汀药物治疗的安全性数据。

他汀类药物调脂疗效的特点是每种他汀的起始剂量均有良好的调脂效果，但当剂量增倍时，低密度脂蛋白胆固醇进一步降低幅度仅约6%（他汀疗效6%效应）。他汀剂量增倍，药费成比例增加，而降低低密度脂蛋白胆固醇疗效的增加相对较小。因此，建议临床上起始应用中等强度他汀，根据个体调脂效果和耐受情况，适当调整剂量。若胆固醇水平不达标，与其他调脂药物（如依折麦布）联合应用，可获得安全有效的调脂效果。

除积极干预胆固醇外，其他血脂异常是否也需要进行处理，尚缺乏相关临床试验获益的证据。血清甘油三酯的合适水平为 <1.7mmol/L（150mg/dL）。当血清甘油三酯≥1.7mmol/L（150mg/dL）时，首先应用非药物干预措施，包括治疗性饮食、减轻体重、减少饮酒或戒酒等。

若甘油三酯水平仅轻、中度升高，为 2.3～5.6mmol/L（200～500mg/dL），为了防控 ASCVD 危险，虽然以降低低密度脂蛋白胆固醇水平为主要目标，但同时应强调非高密度脂蛋白胆固醇需达到基本目标值。经他汀类药物治疗后，如非高密度脂蛋白胆固醇仍不能达到目标值，可在他汀类药物基础上加用贝特类、高纯度鱼油制剂。对于严重高甘油三酯血症患者，即空腹甘油三酯 ≥ 5.7mmol/L（500mg/dL），应首先考虑使用主要降低甘油三酯和低密度脂蛋白胆固醇的药物（如贝特类、高纯度鱼油制剂或烟酸）。对于高密度脂蛋白胆固醇 < 1.0mmol/L（40mg/dL）者，主张控制饮食和改善生活方式，目前无药物干预的足够证据。

由于血脂异常明显受饮食及生活方式的影响，因此，科学饮食和良好的生活方式是治疗血脂异常的基本措施。无论是否进行药物调脂治疗，都必须坚持控制饮食和改善生活方式。良好的生活方式包括坚持科学饮食、规律运动、远离烟草和保持理想体重。生活方式干预是一种低成本、低风险、高获益的最佳治疗措施。

第三节　血脂异常的西医治疗

他汀类药物是血脂异常药物治疗的基石；推荐将中

等强度的他汀类药物作为中国血脂异常人群的常用药物；他汀不耐受或胆固醇水平不达标或严重混合型高脂血症者应考虑调脂药物的联合应用；注意观察调脂药物的不良反应。

人体血脂代谢途径复杂，有诸多酶、受体和转运蛋白参与。临床上可供选用的调脂药物有许多种类，大体上可分为两大类：一类是主要降低胆固醇的药物；另一类是主要降低甘油三酯的药物。其中部分调脂药物既能降低胆固醇又能降低甘油三酯。对于严重的高脂血症，常需多种调脂药联合应用，方能获得良好疗效。

一、降低胆固醇的药物

这类药物的主要作用机制是抑制肝细胞内胆固醇的合成，加速低密度脂蛋分解代谢或减少肠道内胆固醇的吸收，包括他汀类药物、胆固醇吸收抑制剂、普罗布考、胆酸螯合剂及其他调脂药（脂必泰、多廿烷醇）等。

1. 他汀类药物

他汀类药物（statins）亦称3－羟基3－甲基戊二酰辅酶A（3－hydroxy－3－methylglutaryl－coenzyme A，HMG－CoA）还原酶抑制剂，能够抑制胆固醇的限速酶HMG－CoA还原酶，减少胆固醇合成，继而上调细胞表面低密度脂蛋白受体，加速血清脂蛋白胆固醇分解代谢。此外，还可抑制极低密度脂蛋白合成。因此他汀类药物能显著降低血清总胆固醇、低密度脂蛋白胆固醇和脂蛋白B水平，也能降低血清甘油三酯水平和轻度升高高密度脂蛋白胆固醇水平。他汀类药物的问世在动脉粥样硬化防治史上具有里程碑式的意义。1994年，国外临床试验首次证实他汀类药物可降低冠心病的死亡率和总死亡率，此后多项研究也证实了他汀类药物在冠心病二级预防中的重要作用。近些年，强化他汀治疗的临床研究成为热点，但多项研究发现，与常规剂量相比，冠心病患者经过他汀类药物强化治疗后，虽然可进一步降低心血管事件，但降低幅度不大，且总死亡率不降低。

　　他汀类药物适用于高胆固醇血症、混合性高脂血症和动脉粥样硬化性心脑血管疾病患者。目前国内临床上使用的他汀类药物有洛伐他汀、辛伐他汀、普伐他汀、氟伐他汀、阿托伐他汀、瑞舒伐他汀和匹伐他汀。不同种类与剂量的他汀类药物降胆固醇的幅度有较大差别，但任何一种他汀药物剂量倍增时，低密度脂蛋白胆固醇进一步降低的幅度仅约6%，即所谓"他汀疗效6%效应"。他汀类药物可使甘油三酯水平降低7%～30%，高密度脂蛋白胆固醇水平升高5%～15%。他汀类药物可在任何时间段每天服用 1 次，但晚上服用，低密度脂蛋白胆固醇降低幅度可稍增多。他汀类药物应用取得预期疗效后应继续长期应用，如能耐受应避免停用。有研究提示，停用他汀类药物有可能增加心血管事件的发生。如果使用他汀药后发生不良反应，可采用更换另一种他汀药、减少剂量、隔日服或换用非他汀类调脂药等处理。

　　血脂康胶囊虽被归入调脂中药，但其调脂机制与他汀类似，是经过现代标准工艺，由特制红曲加入稻米生物发酵精制而成，主要成分为 13 种天然复合他汀，系无晶型结构的洛伐他汀及其同类物。常用剂量为 0.6g，每天两次。

　　绝大多数人对他汀的耐受性良好，不良反应多见于接受大剂量治疗者，常见表现有肝功能异常，主要表现为转氨酶升高，发生率为 0.5%～3.0%，呈剂量依赖性。血清丙氨酸氨基转移酶（alanineaminotransferase，ALT）和/或天（门）冬氨酸氨基转移酶（aspartate aminotransferase，AST）升高达正常值上限 3 倍以上及合并总胆红素升高患者，应减量或停药。对于转氨酶升高在正常值上限 3 倍以内者，可在原剂量或减量的基础上进行观察，部分患者经此处理后转氨酶可恢复正常。失代偿性肝硬化及急性肝功能衰竭是他汀类药物应用禁忌证。

他汀类药物相关肌肉不良反应包括肌痛、肌炎和横纹肌溶解。患者有肌肉不适和/或无力，且连续检测肌酸激酶呈进行性升高时，应减少他汀类剂量或停药。长期服用他汀类药物有增加新发糖尿病的危险，发生率为10%～12%，属他汀类效应。他汀类药物对心血管疾病的总体益处远大于新增糖尿病危险，无论是糖尿病高危人群还是糖尿病患者，有他汀类治疗适应证者都应坚持服用此类药物。他汀类药物治疗可引起认知功能异常，但多为一过性，发生概率不高。他汀类药物的其他不良反应还包括头痛、失眠、抑郁，以及消化不良、腹泻、腹痛、恶心等消化道症状。

2. 胆固醇吸收抑制剂

依折麦布能有效抑制肠道内胆固醇的吸收。研究表明，急性冠脉综合征（ACS）患者在辛伐他汀基础上可加用依折麦布，以进一步降低心血管事件的发生。研究显示，依折麦布和辛伐他汀联合使用，对改善慢性肾脏疾病（chronic kidney disease，CKD）患者的心血管疾病预后具有良好作用。依折麦布推荐剂量为10mg/d。依折麦布的安全性和耐受性良好，不良反应轻微，且多为一过性，主要表现为头疼和消化道症状，与他汀联用可发生转氨酶增高和肌痛等副作用，禁用于妊娠期和哺乳期。

3. 普罗布考

普罗布考通过掺入低密度脂蛋白颗粒核心中，影响脂蛋白代谢，使低密度脂蛋白易通过非受体途径被清除。普罗布考常用剂量为每次 0.5g，1 天 2 次。主要适用于高胆固醇血症，尤其是纯合子型家族性高胆固醇血症及黄色瘤者，有减轻皮肤黄色瘤的作用。常见不良反应为胃肠道反应，也可引起头晕、头痛、失眠、皮疹等，极为少见的严重不良反应为 QT 间期延长。室性心律失常、QT 间期延长、血钾过低者禁用。

4. 胆酸螯合剂

胆酸螯合剂为碱性阴离子交换树脂，可阻断肠道内胆酸中胆固醇的重吸收。使用方法：考来烯胺每次 5g，1 天 3 次；考来替泊每次 5g，1 天 3 次；考来维仑每次 1.875g，1 天 2 次。与他汀类药物联用，可明显提高调脂疗效。常见不良反应有胃肠道不适、便秘和影响某些药物的吸收。此类药物的绝对禁忌证为异常 β 脂蛋白血症和血清甘油三酯 >4.5mmol/L（400mg/dL）。

5. 其他调脂药

脂必泰是一种红曲和中药（山楂、泽泻、白术）的复合制剂，常用剂量为每次 0.24~0.48g，1 天 2 次，具有轻中度降低胆固醇作用。该药的不良反应少见。

多廿烷醇是从甘蔗蜡中提纯的一种含有 8 种高级脂

肪伯醇的混合物，常用剂量为 10 ~ 20mg/d，调脂作用起效慢，不良反应少见。

二、降低甘油三酯的药物

降低甘油三酯的药物主要有 3 种：贝特类、烟酸类和高纯度鱼油制剂。

1. 贝特类

贝特类通过激活过氧化物酶体增殖物激活受体 α 和激活脂蛋白脂酶而降低血清甘油三酯水平和升高高密度脂蛋白胆固醇水平。常用的贝特类药物有：非诺贝特片，每次 0.1g，1 天 3 次；微粒化非诺贝特，每次 1 次 0.2g，1 天 1 次；吉非贝齐，每次 0.6g，1 天 2 次；苯扎贝特，每次 0.2g，1 天 3 次。常见不良反应与他汀类药物类似，包括肝脏、肌肉和肾毒性等，血清肌酸激酶和肝脏转氨酶水平升高的发生率均 <1%。临床荟萃分析提示，贝特类药物能使高甘油三酯伴低高密度脂蛋白胆固醇人群心血管事件危险降低10% 左右，以降低非致死性心肌梗死和冠状动脉血运重建术为主，对心血管死亡、致死性心肌梗死或卒中无明显影响。

2. 烟酸类

烟酸也称作维生素 B_3，属人体必需维生素。大剂量使用具有降低总胆固醇、低密度脂蛋白胆固醇和甘油三酯以及升高高密度脂蛋白胆固醇的作用。调脂作用与抑制脂肪组织中激素敏感脂酶活性、减少游离脂肪酸进入肝脏和降低极低密度脂蛋白分泌有关。

烟酸有普通和缓释两种剂型，以缓释剂型更为常用。缓释片常用量为每次 1～2g，1 天 1 次。建议从小剂量（0.375～0.5g/d）开始，睡前服用；4 周后逐渐加量至最大常用剂量。最常见的不良反应是颜面潮红，其他有肝脏损害、高尿酸血症、高血糖、棘皮症和消化道不适等，慢性活动性肝病、活动性消化性溃疡和严重痛风者禁用。早期临床荟萃分析发现，烟酸无论是单用还是与其他调脂药物合用，均可改善心血管预后，使心血管事件减少34%，冠状动脉事件减少25%。由于在他汀基础上联合烟酸的临床研究提示与单用他汀相比无心血管保护作用，故欧美多国已将烟酸类药物调出调脂药物市场。

3. 高纯度鱼油制剂

鱼油主要成分为 n-3 脂肪酸，即 ω-3 脂肪酸。常用剂量为每次 0.5～1.0g，1 天 3 次，主要用于治疗高甘油三酯血症。不良反应少见，发生率为 2%～3%，包括消化道症状，少数病例可出现转氨酶或肌酸激酶轻度升高，偶见出血倾向。早期临床研究显示，高纯度鱼油制剂可降低心血管事件，但未被随后的临床试验证实。

三、新型调脂药物

近年来，在国外已有 3 种新型调脂药被批准临床应用。

1. 微粒体甘油三酯转移蛋白抑制剂

洛美他派（lomitapide，商品名 Juxtapid）于 2012 年由美国食品药品监督管理局（food and drug administration，FDA）批准上市，主要用于治疗纯合子型家族性高胆固醇血症，可使低密度脂蛋白胆固醇降低约 40%。该药不良反应发生率较高，主要表现为转氨酶升高或脂肪肝。

2. 载脂蛋白 B 100 合成抑制剂

米泊美生（mipomersen）是第 2 代反义寡核苷酸，2013 年 FDA 批准可单独或与其他调脂药联合用于治疗纯合子型家族性高胆固醇血症。作用机制是针对 Apo B 信使核糖核酸（messenger ribonucleic acid，mRNA）转录的反义寡核苷酸，减少极低密度脂蛋白胆固醇的生成和分泌，降低低密度脂蛋白胆固醇水平，可使低密度脂蛋白胆固醇降低 25%。该药最常见的不良反应为注射部位反应，包括局部红疹、肿胀、瘙痒、疼痛，绝大多数不良反应属于轻中度。

3. 前蛋白转化酶枯草溶菌素 9/kexin9 型（PCSK9）抑制剂

PCSK9 是肝脏合成的分泌型丝氨酸蛋白酶，可与低密度脂蛋白受体结合并使其降解，从而减少低密度脂蛋白受体对血清低密度脂蛋白胆固醇的清除。通过抑制 PCSK9，可阻止低密度脂蛋白受体降解，促进低密度脂蛋白胆固醇的清除。PCSK9 抑制剂以 PCSK9 单克隆抗体发展最为迅速。研究结果显示，PCSK9 抑制剂无论单独应用或与他汀类药物联合应用均可明显降低血清低密度脂蛋白胆固醇水平，同时可改善其他血脂指标，包括高密度脂蛋白胆固醇、脂蛋白（α）等。欧盟医管局和美国 FDA 已批准 evolocumab 与 alirocumab 两种注射型 PCSK9 抑制剂上市。初步临床研究结果表明，该药可使低密度脂蛋白胆固醇降低 40%～70%，并可减少心血管事件的发生。至今尚无严重或危及生命的不良反应报道。国内尚处于临床试验阶段。

四、血脂异常治疗的其他措施

除药物治疗外，血脂异常也有很多非药物治疗方式，包括血脂分离技术。该技术是一项较新的血液净化技术，主要适用于严重高脂血症和重症胰腺炎的治疗，效果较好，但是费用较高，且有感染、低血压休克等风险。对家族性高胆固醇血症患者，目前脂蛋白血浆置换、肝移植、部分回肠旁路手术和门腔静脉分流术为辅助治疗措施。

下篇

脂证中医辨证新论点

一、脂证中医治疗浅论

现代社会，科技快速发展，新的诊疗设备、诊断方法，对人体微观情况的了解更加深入和多元化，对拥有几千年历史的中医产生了极大的冲击，墨守成规，坐井观天，注定会被时代所淘汰，唯有推陈出新、不断适应新形势发展，才能保持住中医的活力，更好地发挥中医的优势。

中医之发展方向无外乎三种可能：一是类似于传统武术、京剧等四大国粹，作为文化象征；二是逐渐边缘化，直到有一天被西医学完全替代；三是与医疗技术紧密结合，走在世界医学前列。

作为中医人，中医的前景常常在思考。前些年最有争议且呈热点的一件事就是现代搏击对传统武术的挑战，让我对中医进行了深深的反思。现代搏击类似于西医，结合最新的人体科学研究、膳食、训练方式、特定部位的抗击打训练，短时间训练即可达到一定的搏击能力，而且随着时代的进步，这些训练方式在不断改进，其攻击力量、速度、有效性以及抗击打、躲闪能力一直在不断提高。相对于传统武术的训练方式，千年来主要依靠的是师徒之间口口相传，有的甚至没有文字记载。从创派开始，各派师承之间缺乏交流和总结创新，由此其技击能力必然会流于文化，逐步脱离于现实。

目前西医重视大数据归纳，比如通过 Meta 分析、多元回归分析等手段，将全世界相关的研究均纳入研究，采用统计学方法，将多个独立的针对同一临床问题可以合成的临床研究综合起来进行定量分析，使系统评价证据的应用更加方便。中医的临床研究，因辨证的个性化，对某些疾病无法统一标准，因而不能很好地借助统计学工具进行大数据精确分析，故前瞻性研究进展缓慢。

诚然，中医的优势不可否认，几千年来中医书籍汗牛充栋。但是仅以一个医生一生从医 50 年算，也不可能将所有医书看遍并总结，仅以个人精力，没有现代化的统计学方法进行系统归纳，去芜存菁的难度非常大，难以与西医学的快速进步相比。特别是血脂分析指标，在科学仪器问世之前，中医从未有过描述。但现代检测仪器对中医的辨证和帮助也有限，只能通过望闻问切进行粗略分析，西医的检验结果只能辅助判断治疗效果是否有效。中医的发展绝不能与科学进步相脱节，必须跟上时代步伐，绝不能闭门造车，更不能躺在前人的功劳簿上沾沾自喜。中医学的发展离不开创新，无论是理论创新还是方药创新，复古可以用于艺术，但绝不能用于科学。

中医治病需要解决如下几个问题。

1. 无症状、无证可辨，但存在血生化等指标异常者，如何通过中医去辨证用药。

2. 现有理论无法对应的病证，除常用的脏腑气血辨证之外，其他行之有效的辨证方法的创新，特别是中医诊治理论的创新。

3. 中医传统技术、传统理论与现代科研方法的有机结合，并纳入大数据分析，使之专业化、规范化，以便于学者的学习、交流，更有利于中医技术的传承及发扬光大。

故中医之变革，主要应该从这几个方面进行大力发展，这也是我辈中医人必须要努力解决的问题。

二、从血脂阴阳属性探讨中医新法辨证

阴阳是对自然界相互关联的事物或现象对立双方属性的概括。万物皆有阴阳。阴阳既可以代表两个相对对立的事物，又可以代表一个事物内部相互对立的两个方面。阴阳学说属于中国古代哲学，是一种基本的唯物辩证法，是人类认识世界和解释自然现象的主要理论之一。中国古代思想家认为，世界上任何事物都包含阴阳的相互共存、相互对立，这两方面是对立统一的矛盾运动。《素问·阴阳应象大论》说："阴阳者，天地之道也，万物之纲纪，变化之父母，生杀之本始，神明之府也。"不

了解中医的总是认为阴阳太过于神秘，其实阴阳存在于我们生活中的每一个角落，面向太阳的一面是阳，背向太阳的一面是阴。白天是阳，夜晚是阴。凡是剧烈运动的、上升的、温热的、明亮的、外向的、功能的、亢进的事物或现象，均属于阳；凡是相对静止的、下降的、寒冷的、晦暗的、内守的、物质的、衰退的事物或现象，均属于阴。如天在上，属于阳；地在下，属于阴。水寒而润下，属于阴；火热而炎上，属于阳。外为阳，里为阴……不止中医有阴阳，现代科学包括西医一样有阴阳，电极分阴极、阳极，离子分阳离子、阴离子，血钾是阳离子，血氯是阴离子。

中医的气属于虚无功能的、温煦的、轻清的，属于阳；血属于实质液体的、滋润的、重浊的，属于阴。血脂属于营血的一部分，其阴阳属性属阴。因血脂属阴，故性质偏重浊、黏腻，易于附着肝脏及血脉。但血脂虽然属阴，但正常血脂也是阴中有阳，并非纯阴之物。万物均有阴阳，"孤阴不生、独阳不长"，故《素问·金匮真言论》说："阴中有阳，阳中有阴。"血脂需要保持在动态平衡的正常状态，其阴中之阳的属性必然存在。结合现代研究，血脂的组成部分——高密度脂蛋白胆固醇，其具有清除低密度脂蛋白胆固醇、降低甘油三酯的作用，与中医理论所述阳主升主动、具有升清发散属性相符合。如其含量减低，则低密度脂蛋白胆固醇将会升高，表现为阴不制阳之特点，故血脂存在"阴中有阳"的特点，高密度脂蛋白胆固醇属阴中之阳，为"阳脂"。同理分析，血脂中的甘油三酯属阴中之阴，低密度脂蛋白胆固醇则属阴中之至阴，最具阴性物质的黏附、沉着之性，均为"阴脂"。这与西医学研究发现的低密度脂蛋白胆固醇是心脑血管疾病的主要致病因素相符合。

治病先辨阴阳，阴阳辨清，其病知之大半矣。结合单纯性高血脂，无症状就诊患者，特别是在脏腑辨证、内伤辨证无法明确的情况下，则应根据血脂的阴阳特点进行阴阳辨证。单纯性高血脂证，最惧阴中无阳，无阳化生、推动，则浊阴停滞，无以运转。治疗时，如单纯性的高密度脂蛋白胆固醇升高，一般无需用药治疗，除非表现为气壮而有热，可适当使用清热温凉之药化之。而甘油三酯、低密度脂蛋白胆固醇升高，必属阴病。阴病需阳药，故用药需选用补气益气、升清化气、辛温宣发之品，兼加疏肝泄脾、补益中焦之药。原因在于，补气益气可助阴脂活动而防止停滞；升清化气可助阴脂化阴为阳，化气而消；辛温宣发可助阳脂之温，蒸阴为气，宣泄而出。临床兼加疏泄肝脾之药，则助疏泄之功，不至于补气过度导致气郁而滞，也防止阴脂太过而致运行不畅。补益中焦之药可起固本培元之功，所谓"正气存内，邪不可干"，防止复发。

用药禁忌：忌大辛大热，防止燥伤阴液、凝液成痰；忌破血逐瘀，防止攻伐太过、耗其正气；忌泻下苦寒，防止损耗阳气、寒凝成瘀。

三、从六经辨证论治脂证

汉代张仲景著《伤寒论》，将外感疾病中的证候群，经过归经分析，分为太阳经、阳明经、少阳经、太阴经、少阴经和厥阴经六经。三阳经发生病变为六腑病变，三阴经发生病变为五脏病变。几千年来，中医运用六经辨证，不仅治疗外感疾病，而且对于内伤杂病和疑难病证的治疗也起到了很好的指导作用，具有恒久的临床意义。《伤寒论》共 113 首方，使用各类中药共 82 种。很多方剂，如桂枝汤、小柴胡汤等，大多药味少而精，至今仍在临床上大量应用，并行之有效。所以《伤寒论》的方剂被后世医家称为"经方"。在国外，特别是日本汉方医学，极为推崇《伤寒论》，对其研究一直未曾中断，并且利用现代科学手段，取得了大量的研究成果，也得到了世界医学界的认可。

这里试以六经辨证对脂证进行论述，主要是利用经典，学习经典，对血脂的传统中医治疗另辟蹊径，为临床诊病或科研提供一种新的思路，避免"因循守旧"。

脂证之为病，其属阴邪，易伤阳气，故脂证之六经病证，以三阳经病证较为常见。

1. 脂证之太阳病兼里虚证——冠心病伴心律失常

冠心病伴心律失常是因冠状动脉粥样硬化出现心肌供血不足而引发，临床常见症状有胸闷气短、心悸、心律不齐，即中医所述的"心中悸而烦""脉结代"。六经辨证属太阳病兼里虚证，阴阳两虚者可选小建中汤，气血亏虚者可选炙甘草汤。

《伤寒论》云："太阳之为病，脉浮，头项强痛而恶寒。"

"太阳病，发热汗出，恶风，脉缓者，名为中风。"

"太阳病，或已发热，或未发热，必恶寒，体痛，呕逆，脉阴阳俱紧者，名为伤寒。"

"太阳病兼里虚不足，如阴阳两虚心中悸而烦者，治宜以小建中汤。如气血亏乏，心力不继，脉结代，心动悸者，治以炙甘草汤。"

2. 脂证之少阳病——非酒精性脂肪肝

非酒精性脂肪性肝（nonalcoholic fatty live disease，NAFLD）是指除外酒精和其他明确的损肝因素所致的以弥漫性肝细胞大泡性脂肪变为主要特征的临床病理综合征，包括单纯性脂肪肝及由其演变的脂肪性肝炎

（NASH）和肝硬化。临床常见症状有乏力、消化不良、肝区隐痛、肝脾大等非特异性症状及体征。消化不良症见"嘿嘿不欲饮食，心烦喜呕"，肝区隐痛症见"胸胁苦满""腹中痛"，肝脾大症见"胁下痞硬"。六经辨证属少阳证，方选小柴胡汤。

《伤寒论》云："少阳之为病，口苦，咽干，目眩也。"

"伤寒五六日中风，往来寒热，胸胁苦满，嘿嘿不欲饮食，心烦喜呕，或胸中烦而不呕，或渴，或腹中痛，或胁下痞硬，或心下悸、小便不利，或不渴、身有微热，或咳者，小柴胡汤主之。"

"本太阳病不解，转入少阳者，胁下鞭满，干呕不能食，往来寒热，尚未吐下，脉沉紧者，予小柴胡汤。"

3. 脂证之阳明腑证——急性胰腺炎

急性胰腺炎是指多种病因引起的胰酶激活，继以胰腺局部炎症反应为主要特征，伴或不伴有其他器官功能改变的疾病。该病一旦演变为重症胰腺炎，死亡率相对较高，与《伤寒论》所述"脉弦者生，清者死"相符合，临床常见症状有腹痛、恶心、呕吐、发热、肛门排气消失伴大便不解等。腹痛即为"痞满燥实"，肛门排气消失伴大便不解即为"胃家实""不大便五六日，上至十余日"，发热即为"身热汗自出，不恶寒，反恶热也"；

"日晡所发潮热，不恶寒"。六经辨证属阳明腑实证，方选承气汤。由于病变有轻重缓急的不同，所以阳明腑实证的治法有三大承气汤。三方均有大黄，均能寒下热结，主治阳明腑实证。其中，大承气汤中硝、黄同用，大黄生用且后下，又加枳、朴，泻下之力最强，能峻下热结，主治阳明腑实重症，以痞、满、燥、实俱全为主；小承气汤中去芒硝，并减枳、朴用量，且三药同煎，泻下之力较轻，能轻下热结，主治阳明腑实轻症，以痞、满、实而不燥为主；调胃承气汤中去枳、朴，加甘草与大黄同煎，泻下之力和缓，能缓下热结，主治阳明腑实证以燥、实而无痞、满者为主。

《伤寒论》云："阳明之为病，胃家实是也。"

"伤寒三日，阳明脉大。"

"阳明病外证云何？答曰：身热汗自出，不恶寒，反恶热也。"

"伤寒若吐若下后不解，不大便五六日，上至十余日，日晡所发潮热，不恶寒，独语如见鬼状。若剧者，发则不识人，循衣摸床，惕而不安，微喘直视，脉弦者生，涩者死。微者，但发热谵语者，大承气汤主之。若一服利，则止后服。"

阳明腑证：外邪入里化热，与大肠的燥热相合，以致津液被耗，燥结成实，阻滞于中，即产生潮热、谵语、便秘、腹满而痛、脉沉实等。

以上论述以引述经文为主，所论证治仅供参考。需要注意的是，六经辨证最大的特点，比如少阳证，"但见一证便是，不必悉具"，临床应用六经辨证时，需灵活使用，不可拘泥于一字一句，束缚手脚。

四、四诊合参辨血脂

传统中医诊断疾病，以望、闻、问、切四诊为手段，与西医传统的望、触、叩、听基本吻合。在影像学检测设备、血生化仪器用于临床之前，中医凭借几千年未曾中断的积累，对大部分疾病较西医学有更好的疗效。随着工业革命的发展，仪器设备技术突飞猛进，电生理、血液分析、细菌学培养、超声波、X线、CT影像、磁共振影像甚至基因检测等的出现，使各项先进的诊断技术逐渐应用于临床当中，对疾病的检测更加完善，相较于四诊判断病情，检查数据更加精准、客观。反观临床诊断技术的快速发展，目前传统的望、触、叩、听在西医诊断学中只占有很少一部分，绝大部分是各种辅助检查，有的甚至发展为一门独立的学科。中医如果仍墨守望闻问切传统四诊，不仅跟不上时代发展，对很多疾病的治疗优势也会丧失，甚至出现漏诊、误诊的可能。无论是从法律角度避免成为被动者，还是从对广大患者负责的角度，中医四诊的纳入范围扩大具有迫切的必要性和合理性。

现在很多患者到医院就诊，都是拿着西医的检测报告，中医诊病是通过四诊合参，进行辨证施治。治疗后，再通过仪器检测判断疗效。很多中医的科研课题，也是通过各种现代检验手段来验证疗效的。这种中西医互通，只是表浅的互通，没有站在整体的角度。如何将现代辅助检查的手段用于中医诊断，是中医临床必须思考的问题。《黄帝八十一难经》（以下简称《难经》），作为中医药院校必修的基础课程，数千年前就对人体各个脏器的形态、大小、长度、位置等进行了描述，其中不少与现代解剖基本吻合。可见古代中医对疾病的判断也是建立在解剖等基础之上的。现代的中医临床医生如果对人体解剖和生理活动没有客观认知，就不能取得很好的临床疗效，更不要提中医的继承和发扬了。

这里所提出的四诊是广义的四诊，比如望诊，除传统的望面、望色、观神等之外，应包括对 B 超、CT、磁共振影像的脏腑望诊，其能够透过人体的表面看到内在脏器的情况。

具体到血脂的中医诊治，如前所述，可以根据其阴阳属性进行辨证，结合望诊、切诊的特点，辨别疾病的阴阳表里、脏腑经络。根据血脂的化验单，高密度脂蛋白胆固醇属阴中之阳，为阳脂，甘油三酯属阴中之阴，低密度脂蛋白胆固醇则属阴中之至阴，最具阴性物质的黏附、沉着之性，为阴脂。《黄帝内经》有云"虚则补之，实则泻之""阴病用阳，阳病用阴"，如化验单提示甘油三酯升高，或低密度脂蛋白胆固醇升高，则可辨为阴病，其数值的高低，可作为判断阴病程度的依据。比如设定一个简单的科研观察模型，高于某一数值，则视为至阴之病，介于正常与某一异常数值之间的，可视为至阴之病。所谓"阴盛则阳虚""阳盛则阴虚"。再结合中药四气五味之属性进行组方用药，至阴用性热、升浮之阳药化阴（中药均有四气五味属性，四气即寒、热、温、凉，五味即酸、苦、甘、辛、咸。比如热药最热，温药的热性略低于热药，平药不热不凉，凉药寒性低于平药，寒药寒性低于凉药）。同理，高密度脂蛋白胆固醇偏低，可考虑为阴中之阳不足，用药需考虑阴为正常，仅阳不足，宜选用补阳而不伤阴之药物，如此可取得满意疗效，且无副作用产生。

　　如此辨病思路，可与血脂的具体数值有机结合，这样便能避免临床上中医无法借助检验数值进行辨证的不足。有效利用检验指标，并结合辨证，可进一步丰富中医治疗血脂疾病理论。当然，这只是为血脂的中医学新型四诊合参提供了一种新思路，是否可行，还需要进行多中心、大样本的临床试验予以证实。

五、调脂西药的中医分析

理、法、方、药是中医诊治的基础，西医传入我国后，曾有人试图对西药进行归经，试图用四气五味进行归纳。但因指导理论不同，研究及证实方式缺乏，故很难普及，但也是值得肯定的尝试。

关于调脂西药，如果为了贴合中医，强行对其进行寒热温凉、升降沉浮归类，不仅难度大，临床指导意义也非常有限。血脂在生成、运行、代谢过程中均可出现异常，因此对其中任何一个环节进行干涉，都可取得一定效果。故西药的研发思路，降低胆固醇及甘油三酯的药物，其作用机理，也可从减少血脂合成、激活血脂相关受体、促进血脂分解代谢三方面入手，这样靶点更为清晰明确。

降低胆固醇为主的药物，主要作用机理是抑制肝细胞内胆固醇的合成，加速胆固醇分解代谢或减少肠道内胆固醇的吸收，包括他汀类药物、胆固醇吸收抑制剂、普罗布考、胆酸螯合剂及其他调脂药（脂必泰、多甘烷醇）等。比如他汀类药物，能够抑制肝脏的胆固醇合成还原酶，减少胆固醇合成，继而上调细胞表面低密度脂蛋白受体，加速血清低密度脂蛋白分解代谢。

降低甘油三酯为主的药物，比如贝特类，可通过激活过氧化物酶体增殖物，激活受体α和脂蛋白脂酶，从而降低血清甘油三酯水平和升高高密度脂蛋白胆固醇水平。

为此，应遵从道家"返璞归真"理念，结合对西药作用机制的认知，从"八法"进行分类。中医治疗，从《黄帝内经》到《伤寒杂病论》等经典都包含有汗、吐、下、和、温、清、消、补八法。

汗法主要用于在皮之表证，吐法主要用于中焦胃脘壅塞之急证，下法主要用于下焦积滞之里实证，和法主要用于少阳之表证或肝气不疏之内伤疾病，温法主要用于里寒证，清法主要用于表里之热证，消法主要用于消食导滞和软坚散结，补法主要用于虚证。

结合常用西药的药理，其类似中医的清法和消法。清法主要是清除多余之物（即西医的促进脂质排泄和抑制合成），防止转生内热，避免化瘀化湿。消法主要是消除食滞，加快脏腑功能和气机运行（即西医的作用靶点是各种肝脏的特定活性酶和表面受体，可以促进脂质的代谢），故西药调脂药，可以作为清消之药予以分类。比如血脂康胶囊，《指南》将其归于西药，研究发现，其调脂机理与他汀类药物类似，药物成分是由特制红曲加入稻米生物发酵精制而成，为13种天然复合他汀类药物，系无晶型结构的"洛伐他汀"及其同类物。红曲、稻芽就属于消食导滞的中药。

这种分类有何临床意义呢？主要是指导合理用药。

一是通过归入中医理论，使其作用机理简单、概括，便于临床医生理解和记忆，从而指导对西药的合理应用。

二是指导治疗。清消类药物，治疗内伤发热可以清除内热，治疗饮食不节或脾胃运化无力、郁滞中焦可以通消脂质，对血脂中的低密度脂蛋白胆固醇、甘油三酯等有害成分起到清消作用。从中医角度讲，对脂证伴有内伤发热、饮食肥甘厚腻、脾气虚运化无力者，都可取得较好的治疗效果。对肝阳不足、脾阳虚、肾阳虚的患者，症见面色㿠白、畏寒肢冷、喜静蜷卧、小便清长、下利清谷、舌淡、脉沉迟无力，使用此药时，应注意有无损伤肝阳、脾阳、肾阳的情况。如果劫损肝阳，可导致肝脏功能损伤，脾阳不振则食少纳差，肾阳虚衰可导致耳鸣、智力下降等，与西医调脂药可导致转氨酶上升、恶心、食欲下降、腹泻、神经性耳鸣及认知障碍等不良反应完全一致。

三是避免中西药合用产生的毒副作用。西药在使用过程中，如加用中药，可避免中西药合用所产生的毒副作用。我们知道，许多调脂西药可导致肝功能受损、横纹肌溶解等，如果联合使用中药，不考虑药物之间配伍禁忌，不良反应的发生率将大大增加。比如口服西药时，如过用寒凉中药，可导致寒凉过甚，出现苦寒伤中、寒凝血瘀；如过用清泄之药，可致肝气疏泄太过，而使肝气受损，出现肝功能异常；过用消散之药，可导致筋骨肌肉受累，出现横纹肌溶解。

六、医之圣，草木皆可为药

我从小喜爱读书，而且不甚挑剔，经史子集、诸子百家、中外小说、自然科学均有涉猎，认为万物之法均有相通之处，于临床和科研也常受一些意外启发。读书广泛可锻炼大脑的思维方式。金庸先生《神雕侠侣》中的剑圣独孤求败，杨过在其墓前发现了他剑冢边的刻字："凌厉刚猛、无坚不摧，弱冠以前与河朔群雄争锋；紫薇软剑，三十岁前所用；重剑无锋，大巧不工，四十岁前持之横行天下；四十岁后，不滞于物，草木竹石均可为剑，自此精修，渐进于无剑胜有剑之境。"

"不滞于物，草木竹石均可为剑"，实为悟出大道、返璞归真之至高武学境界。对此我至今印象深刻，深为推崇。中医医者手中之剑，即为药物，如何发挥中药的效力，消灭疾病，其道理和武术学家如何用剑对敌其实是一样的。近些年，由于商业化目的，大规模人工种植草药，与以往野生药材相比，其力道、成分出现了一些变化。有人认为："中医必然灭于中药"，对此我不甚认同，这是忽略人的因素，只考虑物的因素的片面之词。药为"理法方药"之末，药的变化，其实并不影响医技高超的中医学家发挥其治疗作用。人的因素，始终在医疗中发挥着决定性的作用。就像一个人武艺的高强与否，与他使用武器的优劣并不一定呈正比。如果达到独孤求败那种"草木竹石皆可为剑"的境界，使用什么样的武器，并不能影响他横行江湖、难求一败、成圣成道。用药的道理也是一样，名贵药材、道地药材，在庸医手中无法治愈疾病；价廉药材、普通药材，在高明的医家手中却一样能够药到病除。

　　世间万物，其性皆有寒热温凉之阴阳之分，其气皆有升降沉浮之别，其味皆有酸苦甘辛咸之异。特别是中药，上千味中药已被先辈医学家系统归类，性味归经类似的药物完全可以通过组合变化，或者替代，达到类似的疗效。例如感冒发热等一些常见病，家人偶尔发病，我时常开几帖中药，经一两次顿服后症状便可解除。每次开药回家，大都剩余几帖，弃之可惜，遂将药放入塑料袋中，予大纸箱盛之。日积月累，家中所剩药材渐多，且杂乱无章。遇到夜半夫人或孩子发热，无法去药店抓药，便翻箱倒柜，在陈年药袋里苦寻心目中的那个方子，但往往遇到有药味缺如的情况，如此便锻炼出以药代药的用药思路，且常常能达到相同的治疗效果。兹举两例如下。

夫人肺热咳嗽，拟银翘散治之，寻得一副，他药具备，独缺芦根，情急之下，以家中烧菜的生莲藕代之。因芦根生于水，中空而质轻，善于清肺热；莲藕同样生于水，中空而清。两药性皆属凉，均属"浮药"、中空而能通郁闭之气，故代之而煎服，病愈而安。

孩子发热，辨证属风寒营卫不和，本拟桂枝汤治之，但翻遍药袋，未寻得桂枝。其为君药，且为张仲景之经方，理应不可替代，遂继续翻腾各个药袋，看遍已有诸药，遂决定以麻黄、生石膏若干，芍药加倍，急煎煮服用，并照桂枝汤之服法，药后服热稀粥少许，一副微汗出而热退。因麻黄性较桂枝为热，宣发之力胜于桂枝，单用发汗作用较强，故以少许生石膏制其热性。且石膏质沉，还可制约麻黄甚为猛烈的升浮之力，用芍药加倍守护营卫之气，和中缓急，防止麻黄发汗太过，服热稀粥补益胃气，如此也达到了桂枝汤的效果。

当然，这是应急情况下不得已而为之。皮毛之技，本不足论，平时诊病，仍需按经方而论治。但这也更加证实用药不可拘泥不化，知晓中药的药理作用，灵活变通，同样可以取得疗效。作为一名中医，对药物的理解不应只停留在记忆主治功效上，药物的性味归经，这些看似不起眼的内容也必须熟练掌握，这样才能在用药的时候得心应手。如果要进一步提高用药水平，还应不断观察、总结归纳日常生活和临床中遇到的各种情况，如能归纳出常见药物之外的那些药物的性味、归经，便可悟出大道，使境界得到升华，达到类似独孤求败"草木竹石皆可为剑"、医圣"草木皆可为药"的至高境界。

七、以"脂"论事，谈唯物辩证

唯物辩证是一种哲学思想，无论物理、数学还是医学，都离不开唯物辩证的哲学。可以说，唯物辩证的哲学理论是一切自然科学发展的基础。很多人认为中医是唯心主义，其实这是对中医不理解所造成的。一般来讲，医学的发展是与生产力发展水平相互依存的。中医学是古代劳动人民千百年来在与自然界和疾病做斗争的过程中，逐渐形成的一种防治结合的医学体系。由于对科学的认识尚处于较为落后的阶段，故其形成时间为农耕时期。当时的生产主要是手工劳作，以简单的工具为主，缺乏各种机器设备，故与之相应的医疗活动，也是以人的手或五官、肢体触摸为主，这就决定了其医学实践只是停留在宏观阶段，缺乏通过微观，更加深入认识的手段——观察微观的仪器。生产力水平的低下使人们对医学的认识滞后，这在一定程度上阻碍了医学向微观世界的进一步发展。但是事物都是发展的，科学也是发展的，医学也在随着社会的发展不断进步。特别是近百年来，人类随着社会的发展进入到工业化时代，自然科学呈爆发式发展，医学研究的手段日新月异，各种先进医疗设备不断涌现，比如显微镜、X线、心电图、生化仪等，科技的进步扩大了人们的视角，使宏观进入微观，从细胞到分子到基因，使医学对人体和疾病的微观认识越来越充分，极大地促进了医学的发展，形成了西医学的理论和实践。

从清代开始，受西方列强侵略等影响，中医学的发展逐渐停步。到现在为止，中医临床，特别是辨病、用药，还是凭借医生的眼睛去看、用手去摸、用嘴巴去问、用耳朵去听、用鼻子去闻，仍处在宏观认识方面。虽然中医药在疾病治疗方面取得了一定的临床疗效，但理论创新没有跟上自然科学发展的步伐，对微观的认识尚不够充分，由此导致一些别有用心的人反对和诋毁中医。近代中医的屈辱史是伴随着中华民族的屈辱史一起走过来的，几次危机都差点消亡。当然西医对很多疾病的认识仍有很多不明之处，治疗还存在很多局限。中医在国家的扶持下仍然在防病治病中发挥着重要作用。望闻问切绝对不是伪科学，而是通过无数前辈总结的临床经验，是从宏观角度对人体疾病进行了解和判断，并加以施治。

　　当然，我们也不能妄自菲薄，中医学必将随着国家、民族的发展迎来历史性机遇。2020 年的新型冠状病毒肺炎肆虐全球，在西医疫苗及特效西药研制出来之前，中医药发挥了巨大的作用，治愈了成千上万的患者，特别是后来国外疫情暴发，意大利、塞尔维亚等国还特意邀请中医专家出国指导中医治疗，欧美国家中药供不应求甚至脱销，也充分证实了中医的巨大价值，用事实和数量庞大的临床案例有效反驳了那些为了各种目的诋毁中医的人。

　　西医治疗疾病，有感染就用抗生素控制，血压高就用降压药，血脂高就予降血脂，血糖高就用胰岛素，贫血就予补血、输血等，其治病理念与中医学的"治病求本、扶正驱邪、调整脏腑功能"等不同。在调整人体脏腑功能、因时因地、因人制宜、匡扶正气方面的经验和药物选择方面，西医没有中医积累的经验丰富，而且中医是符合中庸之道的包容万象的医学。中医与西医并不存在互相矛盾的认知，我的老师曾说："中医医生接受西医的理论和知识，理解相对容易；但是西医医生学习中医理论，颇为困惑。"中国文化的兼收并蓄、中国文化的包容观念，并不妨碍中医对建立在唯物观念基础上的西医知识的吸收，如果中医再将现代科学对微观认识的人体知识为己所用，归纳总结在中医理论之中，必将迎来中医的新春天，更好地为人类健康服务。

八、医乎神技，博学的知识储备是基础

想要成为一个合格的中医，经过医学院校的系统学习，或者在名中医的带领下临床诊病，只要努力，凡是智力正常的人，基本都能达成，但是要成为中医名家却非常不容易。有人提出系统学习经典，特别是四大经典，有人提出跟随名老中医长期临床，其实都比较片面，并不能从根本上解决名中医的培养问题。研读古籍，到极致只能成为理论家，跟随名医临床只能成为实践家，都只是对以往经验的重复。为什么中医名家有史料记载的寥寥数百人？很多曾经的名医大家，其后代子女也多有学医者，但是能超越前辈的则少之又少；仅历史上这些名医大家，其前辈也并不是举世名医，其原因何在？我认为其因有三：一是仅传承而无创新，无法继续提高，那就只能做到简单的重复前人的成就。二是医学是一门实践与理论相结合的科学，没有丰富的理论知识储备，没有足够病种及病例的诊疗经验，没有自主思考能力和辨病思路，便不能在临床上做到对百病药到病除。第三也是最重要的，就是博学的知识储备。中医理论包罗万象，阴阳学说、五行学说、脏腑气血学说、五运六气学说、经络学说等等，它们包含在《易经》《黄帝内经》

《难经》《老子》《神农本草经》等各种古籍之中，融合了释、儒、道三家的众多理念。要深入领会其中的要点，就要有深厚的古文功底，同时要有包容万物的心胸，具备站在一定高度"取其精华去其糟粕"的分辨能力。另外还要对诸子百家的研究成果兼收并蓄。而要创立自己的学说和理论，还要有一定的文学功底。这些能力，天赋只是很少的一方面，日常学习、生活中各种知识的积累则最为关键。比如历史上不少名中医，张仲景是长沙知府；华佗除精于外科手术，还发明了麻沸散，创立了最早的保健操"五禽戏"；葛洪对化学有十分深入的研究等。他们除了医术高超近乎神技外，很多也是政治家、发明家、心理学家、保健专家、科学家、武学家、文学家、书法家，有的甚至对数学、化学、预言学等也有很深的造诣。

现代的中医帅，除要掌握中医学知识，还要掌握西医学知识。如果有很好的外语，还能采纳国外医生的一些新思路、新成果，其知识储备的要求，比以往任何时候都更高。所以要成为一个名中医，知识储备要十分丰富，这样对疾病的认识才会更加深刻和全面，治疗疾病的手段才能更加丰富，更加得心应手。所以，想要"医乎神技"，丰富的知识储备是必不可少的。

九、陈木扇女科治疗血脂异常经验

陈木扇女科源起南宋陈沂。陈沂，字素庵，建炎丁未年（1127 年）随高宗南渡至临安（今浙江杭州），因治康王妃吴氏之危疾有奇效，得赐御前罗扇，以随时奉诏出入宫禁，"金吾问侍皆不得阻"。陈沂仕至翰林院，敕授翰林院金紫良医，督学表里医官，著有《陈氏女科秘兰全书》及《素庵医要》等书。后代世传其术，皆以木扇裱其门。木扇上刻有"宋赐宫扇，陈氏女科，君惠不忘，刻木为记"16 字，被世人冠以"陈木扇"或"木扇陈"之称。在 2013 年 1 月国家中医药管理局公布的第一批 64 家全国中医学术流派传承工作室建设单位名单中，浙江占有四席，其中"陈木扇女科"名列其中。其家族医学传承近千年而未曾中断，目前分为钱塘、石门、海宁、桐乡等几支，是江浙一带甚为知名的医学世家。其学术思想可归纳为四个方面：审病求因，治病求本；妇人诸病，调经为先；疗妇人疾，重先后天；清热凉血，创安胎之新法。

陈学熹是陈木扇女科第二十五世裔孙，家学渊源，从事中医临床工作 50 余年，深得祖辈真传，现居于浙江桐乡市，擅长治疗妇科、内科、不育不孕及疑难杂症。13 年前我有幸拜入陈老门下，常年跟随坐诊学道，至今仍不曾有丝毫中断，深为陈学熹老先生神奇之临床疗效所震撼，亦获益良多，体会到以前学生时期所未见之独到的学术经验。

陈学熹认为，西医检查的"血脂异常、糖尿病与代谢综合征"等，均可归于中医学的内伤疾病，属于浊证的一种，治疗方式大同小异。陈学熹指出，该类浊证的发病多为肝脾不合、阳明经热、气血不和，导致中焦分清泌浊功能失调所致，且浊证缠绵日久，尚伴有痰湿和血瘀，故治疗上应注重"调"法，即调和气血、调和脾胃、调和肝肾。调和气血，一般多用兼顾行气活血之药，且钟爱质轻性平之品，如丹参、红花、川芎、蒲黄等，很少使用三棱、莪术、乳香、没药等峻猛之物；调和脾胃，一般多用行气健脾、性属平和之药，因其可行脾气，助脾运化，通达上下焦而消散，如苍术、炒枳壳、厚朴等，较少使用生白术、党参、大枣等太过滋腻或性热之药；调和肝肾，多以清肝肾热、养阴生津药物为主，如决明子、泽泻、天花粉等，一般不用性味太过辛热、温肾助阳之药，如附子、肉桂，也很少用太过滋腻碍脾的补肾药物，如生地黄等。陈学熹认为，大辛大热之品可耗阴伤血，阴血干则邪更难去；而滋腻之药，虽可养阴生津，但易阻碍脾胃中焦运化，不利于炼化消散。同时陈学熹认为，肺主一身之气，气血同运行于脉道，气行则血行，血行则浊自消，故治疗主张宽胸理气，宣邪外出，一般酌情使用瓜蒌、薤白等对药配伍。阳明经属胃，最易积热，胃郁热则耗气伤血，导致浊证的发生，故每临证本病，他喜用葛根等药物，清阳明之热，增强疗效。

总之，陈学熹对血脂异常的治疗是以整体观念为基础，兼顾脏腑、经络、三焦，融合了中医治疗内伤疾病使用的综合辨证思维，即不拘泥于一处，思维亦不刻板，且最为注重肺、脾、肝、肾等脏器的调和，用药一般多为平和之品，以和为主、以缓为则，极少用峻猛燥烈之品，体现出陈氏妇科对该类疾病的治疗，既有辨证的灵活，又有用药的慎重，学术经验独到。〔该研究为2016浙江省中医药科技计划项目（编号2016ZA193），项目名称《"陈木扇女科"学术经验传承的循证研究》〕。

十、从脂证提出说说医路上的那些事

我对血脂中医理论的酝酿到基本成熟，经历十余年的时间。2009年，我离开哈尔滨，告别导师李延教授，怀揣着成为一代名医的梦想，来到江南小镇。作为医院建院史上的第一个研究生，我踌躇满志，但渐渐地发现，所遇到的困难远远大于想象。吴侬软语，对我来讲就是外语，遇到患者和上级医师查房，特别是遇到不会讲普通话的老人，一句话都听不懂，诊病十分受限。几个月后，我从病区调入发热、肠道门诊，单独一个诊室，自此再无医护人员帮忙"翻译"，由此备受刺激。然惊喜总是发生在意外之后。其一坚定了我对中医的信心，进一步丰富了临床经验。发热患者和腹泻患者很多是在乡镇卫生院或自行使用抗生素无效才辗转来我院的，为此我舍弃继续使用抗生素，而是直接开中药方剂。对于发热患者，如辨证准确，方取银翘散、麻杏石甘汤等，经常一两副即退热；对于腹泻患者，把脉开方，白头翁汤、芍药汤等常常药到病除，使用《伤寒论》《温病学》之经方疗效，屡屡建功。其二，由于取得了比西药更快的疗效，我逐渐与当地患者交上了朋友。在诊室，患者是我唯一的"老师"。我在详细问诊的同时，跟会说普通话的患者学习当地语言，模仿发音，居然进步神速。3个月左右的时间，我已能用当地语言对患者问诊了。其三，作为住院医师，在时仕医务科李国民科长的支持和鼓励下，我成功申报了人生第一个作为项目负责人的科研项目。虽然只是桐乡市级科研课题——《调脂化瘀法对脑梗死合并颈动脉粥样硬化合并斑块血脂及血流变的影响》，但我查阅文献发现，中医学者对血脂的论述大多浅尝辄止，无论是病因病机，还是致病特点，其研究多局限在痰湿、血瘀这两个方面，极个别医师从肝论证血脂也有疗效，但缺乏深入探究。这种情况引起了我进一步探索的兴趣和意愿。随着研究的深入和大量的文献阅读，我对脂证逐步有了一些萌芽，萌发出深入研究血脂的中医理论的想法。2014 年，父亲的突然离世让我痛彻心扉，告假一月，思人之一生。人固有一死，自然之规律无法避免，但何为永恒？思想、学说、科学发明这些能够造福千万人的事情，才是永恒不灭的，遂决心奋笔苦作，续前些年之疑惑，再深读《黄帝内经》《伤寒论》《金匮要略》之经典，查阅文献，字斟句酌，半年余写成《脂证论》之初稿近两万字。因自认临床之积累尚且不足，未敢在治疗上动笔误人，遂此后又 6 年，每有一获即记于笔下，每有一开窍之新思维也记入书稿中，2020 年，终见稿成。

千百年来，中医始终就是服务广大劳动人民的，只有基层数量众多的劳动人民，才能为医家积累丰富的临床诊病经验，这也是"居庙堂之高、江湖之远"的那些历代宫廷御医鲜有留名于世的原因。质优、价廉、快捷的中医，虽然与西医西药规模化、产业化、经济化的特点格格不入，但仍在发挥着服务百姓的巨大作用。2006～2008 年的 3 年间，我曾先后到大连市中医院、解放军 211 医院、哈尔滨医科大学附属一院、黑龙江中医药大学附属第一医院各专科实习数月。本以为大医院以治疗急症、稳定型慢病和疑难病证为主，本应所获颇多，但来到基层医院才发现，常见病、多发病多在基层，而且很多常见病、多发病的终末期且行将去世的不治患者也多在基层就医。看到无数严重慢性心力衰竭患者端坐呼吸、咳粉红色泡沫痰；看到无数慢性阻塞性肺疾病喘息气急、二氧化碳潴留肺性脑病胡言乱语甚至昏迷；看到尿毒症晚期无条件透析及肾移植出现恶心呕吐、无尿、昏迷的全过程；看到肿瘤晚期大医院已无法治疗，要求回家只能在县医院维持治疗；看到各种疾病终末期，脉绝欲亡……这些都是我在各大医院很少见到的情况，这也更加直观而深刻地理解了当年《伤寒论》所述的各种阴阳离决、病发不治的经文的含义，因此我的西医技术亦有所精进。13年的时间，虽有未进大医院工作的遗憾，虽有因家境贫困未能在学校坚持读完博士的遗憾，但也收获到了在大医院工作所得不到的经验。我以为到基层去，接触各种轻、中、重患者，加深对常见病、多发病的认识，积累治疗经验并加以升华，才是成为一名合格中医师的最佳途径。

　　2015年，医院决定组建血液净化中心，领导派我赴杭州市中医院进修血液净化学，由此我又掌握了西医透析治疗的相关技术。基层医院看病方便，价格便宜，从此我院再无患者因尿毒症而死亡。对于透析相关的血管通路手术，为了给患者节省专家会诊费、减轻尿毒症患者的经济负担，我刻苦钻研，积极探索，从2016年自己主刀第一台手术开始，目前1年的手术量已超过80台。2017年，我被医院选送至浙江大学附属第二医院进修神经内科，重点学习了急性脑梗死应用静脉溶栓治疗等技术。回院后，在领导的支持下，我作为主要参与人之一，创建了我院的卒中中心，制定了第一套溶栓的规范化流程。时任医院院长的江建忠开玩笑对我说："你的专业现在是'中医大内科、肾脏内科、神经内科、血管通路外科'混合所有制。"对我来说，所有的工作经历和学习机会都是一笔宝贵的财富。因立志成为多学科交叉的复合型人才，受"肾主骨生髓""脑为髓之海"的启发，我发现很多患有尿毒症的肾病患者思维能力都有不同程度的下降或者记忆力减退，故"肾功能衰竭血液透析患者合并神经功能的认知功能研究"成为我又一个新的研究方向。现在我专攻肾病的中西医治疗和血液净化治疗，专精一科，由于有多科专业的多年积累，希望一窍通而百窍通，也是我作为中医内科医生的职业理想和追求。但无论何时，无论再忙，我的中医内科门诊每周永远不会停诊，因为那是我的梦想能够实现的地方。西医的经历和收获，让我能够紧跟医学发展，13年来不曾懈怠，中西并重，内外兼修，即使穷尽一生的努力仍实现不了成为一代名医的心愿，但我无负作为医生的青春韶华。

后　记

一本书写完，就像是一次总结，一路走来，帮助过我的人太多太多，要感谢的人很多。父周明理、母余行芝靠一双勤劳的双手养育我长大，教育我励志，供养我求学；李延教授、谢宁教授等对我孜孜不倦的教育培养；大师姐吴限博士在我读书期间对我生活上的接济；工作以后，各位院领导的大力培养，江建忠书记对我工作能力的悉心栽培，张建强院长临床上放手支持，童歆兰院长如母亲般的指点，李国民院长、钟旭红科长在科研上的无私协助，诸靖宇主任医师、周建富先生如人生导师般的教诲，施如玉主任委员如师长般的能力培养，还要感谢吾妻俞桔的参与编著，以及一直以来的鼓励和支持，还有太多太多的人我无法逐一列名感谢，总之没有他们的帮助，就没有此书的完稿。在新型冠状病毒肺炎肆掠期间，我投身一线发热门诊，应用所学治疗发热患者，疗效确切。

希望此书的出版能对医学的发展起到抛砖引玉的

作用。书中论述，仍有较多遗憾之处，也进一步证明了学无止境，仍鞭策着我继续去学习、去研究、去总结、去提高。曲有终时乐无终，书有尽时学无尽，我将继续对脂证加以研究，希望能够进一步完善、发扬。

主要参考文献

［1］王芝兰，张茂昌，谢宁．中医基础理论［M］．哈尔滨：黑龙江科学技术出版社，2001．

［2］郭霭春．黄帝内经素问校注语译［M］．天津：天津科学技术出版社，1981．

［3］南京中医学院医经教研组．黄帝内经素问译释［M］．上海：上海科学技术出版社，1959．

［4］张珍玉．灵枢经语释［M］．济南：山东科学技术出版社，1983．

［5］张介宾．类经图翼［M］．北京：人民卫生出版社，1965．

［6］张介宾．景岳全书［M］．上海：上海科学技术出版社，1959．

［7］朱震亨．丹溪心法［M］．上海：上海科学技术出版社，1959．

［8］王清任．医林改错［M］．北京：中国中医药出版社，1995．

［9］中国成人血脂异常防治指南修订联合委员会．中国成人血脂异常防治指南（2016 年修订版）［J］．中国循环杂志，2016，31（10）：937－953．

［10］张学智．血脂异常中医诊疗标准（初稿）［J］．中华中医药杂志，2008，23（8）：716－719．

［11］周学文，陈民，李曦明，等．血脂异常中医病因病机探讨［J］．中华中医药学刊，2007，25（2）：197－198．